SPI 초음파 물리

초음파

한권으로 끝내기

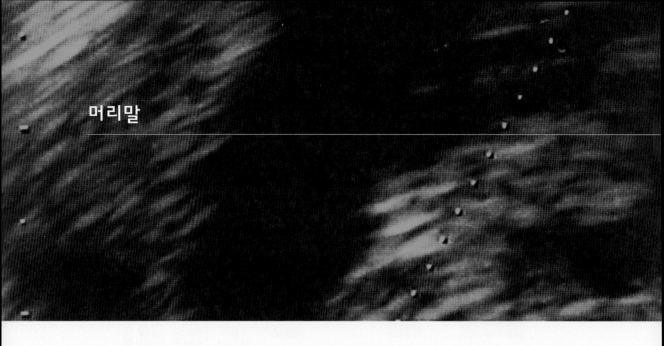

머리말

10년 전 처음, 미국 초음파 자격증 시험에 도전하기 시작하면서 여러 번의 실패를 경험하였고, 혼자서 외롭게 하는 공부가 쉽지 않았다. 그 당시에는 국내에서 미국 시험을 준비하는 사람도 거의 없었기 때문에 시험에 관한 자세한 정보와 공부할 수 있는 책을 구하는 것도 어려웠고, 무엇보다도 직장 업무와 병행하면서 공부에 집중할 수 있는 넉넉지 않은 시간이 가장 큰 문제였다.

이 책은 미국 초음파 자격증 시험에 관한 정보가 부족하고, 공부할 책을 구하기도 어려운데 공부할 시간마저 넉넉하지 않은 국내 수험생들에게 도움이 되고자 제작되었다.

완벽한 시작은 없다.

이 수험서만으로 완벽한 만점을 기대할 만큼 미국 초음파 자격증 시험이 쉬운 것은 아니지만, 저자는 10년 간 여러 미국 초음파 자격증 시험을 연구하고 도전해 오면서, 어떤 책으로, 무엇을 공부해야 시행착오를 줄이고 최소한의 시간 투자로 합격할 수 있을지 깊게 고민해왔다.

국내 초음파 물리학에 관한 교재 중에서, 미국 ARDMS의 SPI 초음파 물리 시험만을 타겟으로 하는 전문 수험서가 현재 시중에 없기 때문에, 막막한 심정으로 공부하는 수험생들에게 도움이 되고자 이 수험서를 출간하게 되었고, 수험생들의 바쁜 시간을 줄이는 데 초점을 맞추어, 최신 출제 경향을 분석하여 핵심이론을 정리하고 적중률 높은 실전 모의고사 문제를 수록하였다.

미국 초음파 자격증 시험은 고득점의 서열로 합격이 정해지는 시험이 아니기 때문에, 일정 기준에 충족되는 점수를 득점하면 합격이므로, 반드시 만점을 받아야 하는 시험이 아니다.

이 책은 단기간 학습 시간을 투자하여 책 한권을 끝내는 데 부담스럽지 않은 학습량을 제공함으로써, 자격증 취득에 필요한 학습 시간을 가장 효율적으로 사용할 수 있게 도와주는 전략적 수험서이며, 단기간 학습에도 충실히 이해하고 완독을 했다면 합격권의 안정적인 점수를 받을 수 있을 것이라 말할 수 있다.

이 책의 차별적 특징은 영어 문장의 독해가 어려운 수험생들도 안심하고 부담 없이 공부를 시작할 수 있도록 한국어를 바탕으로 하였으며, 중요한 키워드와 핵심 용어의 정의는 영어도 같이 병기하여 수험생들이 느낄 수 있는 한국어와 영어 사이의 언어적 이해 차이를 최소화하고자 노력하였다.

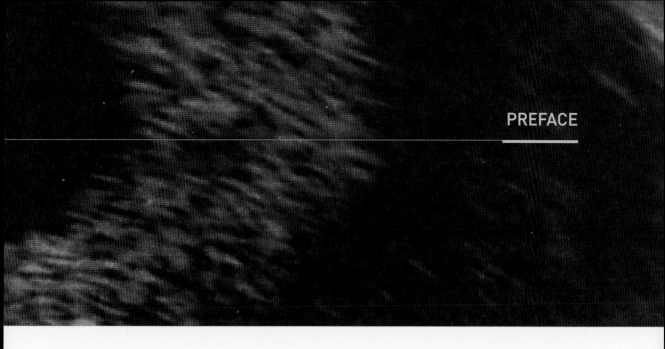

수험생들이 보다 넓은 세상으로의 도전과 미래를 향한 꿈을 이루는데, 이 교재가 꿈의 무대에 디딤돌로 수험생들에게 도움이 되기를 바란다. 다음 초음파 임상 과목 시험을 준비할 때 저자가 직접 경험한 다양한 시험(심장, 혈관, 상복부, 산부인과, 유방 과목) 후기와, 저자의 생동감 넘치는 고군분투 해외취업 이야기는 다음 두 번째 책에서 자세하게 소개된다.

끝으로, 부족한 부분이 많은 사람임에도 불구하고, 작은 가능성과 잠재력 하나만을 보고 소중한 기회를 주신 분들께 이 자리를 빌어서 감사하는 마음과 존경하는 마음을 표현하고 싶다.

먼저, 출판을 시작할 수 있게 많은 도움을 주신 시대고시기획의 윤진영 팀장님,
연구를 시작할 수 있게 인생의 새로운 기회를 주신 동아대학교 이재훈 교수님,
나의 멘토이자, UAE에서의 잊지 못할 추억을 만들어 준 Cleveland Clinic의 고마운 동료, Julia Grapsa, Laszlo Gobolos, Ericka, Ivy, Kristian, Raymond, Alvaro, Michael,
많은 가르침을 주신 가천대학교 길병원의 윤동삼 실장님, 안성민 학장님, 유은주, 이헌진, 조경진, 류미정, 김경순, 진정연, 안보영, 오지선, 이효원 선생님, 정욱진, 문정근, 신미승 교수님,
항상 격려해 주시는 대구보건대학교 심재구 교수님, 동남보건대학교 김정수 교수님,
미국 Columbia Harlem hospital center 김철구 교수님,
다양한 경험과 소통의 기회를 주시는 한국산업인력공단 이승재 과장님,
남이 가지 않는 다른 길의 가능성을 가르쳐주신 배준오 선배님,
마지막으로, 늘 실수하고 깨닫는 모자란 점이 많은 내가, 흔들림 없이 나아갈 수 있도록 항상 끝없는 지지를 보내주는 우리 가족들까지, 모두에게 진심을 다한 고마운 마음을 전한다.

I can't thank you all enough and couldn't have done it without your support all the time. I would like to sincerely thank you all for every experience shared, friendships made and beautiful times had. Wish you all the best luck in your life for good.

새로운 도전을 시작하는 뜨거운 여름 초입에서
염진영

Guide

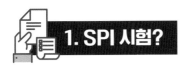

1. SPI 시험?

> **SPI : Sonography Principles & Instrumentation(SPI) Examination**
> 초음파의 기본 물리적 원리와 초음파 진단기기에 관한 기초지식을 측정하기 위한 시험

시험은 2시간 동안 컴퓨터를 사용하여 응답하는 방식(Computer-based)으로 진행되며, 총 문항 수는 약 110개, 총점 700점 만점에 합격 커트라인 점수는 555점이다.

시험 비용은 미국 달러로 $2250이며, 여러 주요 국가에서 시험을 응시하는 것이 가능한데 미국이나 캐나다, 멕시코가 아닌 그 외의 국가에서 시험을 응시하는 경우, 예를 들어서 한국에 있는 시험 센터에서 응시하는 경우, $100의 비용을 추가로 지불해야 한다.

RDMS(복부, 산부인과, 유방, 소아 초음파 등), RDCS(성인 심장, 소아 심장, 태아 심장 초음파), RVT(혈관 초음파), RMSKS(근골격계 초음파) 등에 관한 해당 임상(Specialty) 과목의 자격증을 얻기 위해서는 'SPI'라고 하는 공통 물리 시험에 반드시 합격해야 해당 임상 과목에 대한 자격증을 최종 발급받을 수 있다.

SPI 물리 시험을 먼저 본 후 일정한 기한 내에 임상 과목 시험을 봐도 되고, 반대로 임상 과목 시험을 먼저 본 후 일정한 기한 내에 물리 시험을 보더라도 해당 임상 과목의 자격증 발급에 문제가 되지는 않는다. 그러나 효율적인 학습 전략을 위해서 물리 과목을 먼저 공부하여 초음파 영상이 형성되는 기본 원리를 이해한 후 임상 과목으로 접근하는 방법이 좀 더 유리할 수 있다고 생각한다.

만약 자신이 현재 임상에서 관련 초음파 업무를 직접 하고 있다면, 임상 과목 시험에 대한 부담감이 상대적으로 적기 때문에 임상 과목을 먼저 준비하여 합격한 후, 낯선 내용의 시험에 대한 긴장감을 줄인 뒤 물리 시험을 준비하는 것도 자신의 상황에 따라 좋은 학습 전략이 될 수 있다.

2. 미국 초음파 자격증(ARDMS) 취득 이유

(1) 초음파사의 기본 경쟁력을 입증하는 수단의 하나

미국 초음파 자격증(ARDMS) 취득은 이제 한국의 의료 전문 분야에서 거의 필수 자격요건이 되어가고 있다.

현재 한국의 의료 환경에서는 공식적으로 초음파사(Sonographer)라는 독립적인 직역은 없고, 방사선사(Radiographer)나 임상병리사(Medical Lab Technologist) 등의 관련 의료면허 소지자가 의료기관에서 초음파 검사를 담당하고 있다. 한국의 대학병원이나 큰 규모의 상급 종합병원에서 초음파사(Sonographer) 포지션을 공개 채용할 때, 미국 초음파 자격증(ARDMS)을 우대 자격 요건으로 공시하고 있기 때문에, 한국 의료 시장에서 미국 초음파 자격증이 차지하는 위상은 생각보다 높다고 할 수 있다.

또한 의사 면허를 소지한 의사(Medical Doctor) 직군에서도 자신의 전공 분야에서 경쟁력 강화와 차별성을 갖추기 위해 미국 초음파 자격증을 취득하는 비중이 매년 증가하고 있다. 재활의학이나 정형외과 분야에서는 근골격계 자격증(RMSK)을, 혈관 외과나 흉부 외과 분야에서는 혈관 자격증(RVT)과 심장 자격증(RDCS)을, 산부인과 분야에서는 태아 심장(RDCS/RDMS)과 산부인과 자격증(RDMS)을 취득하고 있다.

이렇게 한국에서도 인더스트리(Industry)의 요구가 계속해서 증가하고 있고, 특수 전문 분야에 종사하는 의료 관련 종사자에게는 자신만의 전문성과 경쟁력을 입증하는 하나의 수단으로써 그 중요성이 점점 더 커져가고 있다.

(2) 해외 취업에 도전

미국 초음파 자격증(ARDMS)은 세계 주요 국가에서 필수 의료 자격증으로 인정받고 있다. 해외에서 초음파사(Sonographer)라는 직종은 공식적이고 독립적인 직군으로 활동하고 있으며, 관련 종사자들의 업무적인 배경은 방사선사, 간호사, 조산사(Midwife), 심혈관 전문가(Cardiovascular Technologist), 의사 면허 소지자까지 매우 다양하다.

유효한 미국 초음파 자격증을 소지하고 있으면, 미국뿐만 아니라 영국이나 캐나다, 아일랜드 등에서 기타 일정 조건 충족하에 잡 오퍼(Job Offer)를 받을 수 있는 기회의 초석으로 활용할 수 있고, 아랍에미리트나 카타르, 사우디아라비아 등의 주요 중동 국가에서 활동할 수 있는 기회를 가질 수도 있다. 또한 출신 국가에서는 의사 면허 소지자이지만 해외에서 출신 국가의 의사 면허를 인정하지 않거나 해외 의사 면허를 새로 취득하기 어려운 경우에, 미국 초음파 자격증을 취득하여 초음파사로 활동하기도 한다.

해외 취업은 각 나라에서 기준으로 하고 있는 의료 면허 인정 조건이 복잡하고, 개인의 경력이나 학력 수준, 관련 교육 이수 사항 등에 따라 다르게 인정되는 부분이 있기 때문에, 관심 있는 국가를 수시로 검색해 보면서 업데이트되는 사항을 파악하는 것이 좋다.

(3) 이런 사람들에게 추천!

- 대학병원이나 상급 종합병원에 취업을 원하는 초보 취업준비생
- 초음파 관련 학과를 이제 막 졸업한 학생
- 초음파 과목을 배우는 재학생으로 전문성을 쌓고자 하는 학생
- 관련 학과 졸업생이지만 초음파를 제대로 공부해 본적이 없는 초심자
- 이제 막 졸업해서 경쟁력 있는 스펙을 준비해 나가야 하는 취업준비생
- 어느 날 갑자기 초음파 검사를 담당하게 되어서 막막한 업계 종사자
- 병원에서 초음파 관련 전문성을 인정받아야 하는 직장인
- 초음파 관련 직종에 있으면서 미국 초음파 자격증 취득을 목표로 하는 사람
- 해외 취업까지 도전해 보고 싶은 보건 관련 전공자

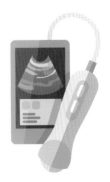

Guide

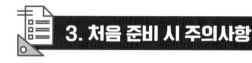

3. 처음 준비 시 주의사항

미국 초음파 시험을 준비하면서 미리 생각해 보아야 할 점이 세 가지가 있다.

(1) 5-YEAR RULE

반드시 5년 이내에, 물리와 임상 과목 시험을 봐야 한다는 것이다. 예를 들어서, 먼저 물리 시험(SPI)을 합격하고 5년이 지난 후에 임상 과목 시험을 준비하는 경우, 물리 시험의 5년 유효기간이 지났기 때문에 과거에 합격했던 물리 시험을 다시 봐야 한다. 이 경우에는 시간 낭비, 돈 낭비가 될 수 있으므로 자격증을 취득하기로 마음먹었다면 길게 끌지 말고 5년 이내에 해당 임상 과목의 자격증을 취득하는 것이 좋다.

(2) 접수 후 90일 이내 시험 응시

해당 웹사이트에서 시험 접수가 승인되면, 접수 확인증(Examination Confirmation Letter)을 메일로 받게 되는데, 시험 센터(Pearson VUE)에 접속하여 90일 이내에 시험 응시일을 선택하여 접수하고, 선택한 일자에 시험을 응시해야 한다고 안내한다. 시험 센터에 접속하면 응시 가능한 날짜와 시간을 확인할 수 있고, 자신이 응시 가능한 스케줄을 확인하여 시험 응시 날짜를 선택하여 접수하면 된다. 현재 2019년 규정상 물리 과목의 경우 60일 연장이 가능하나, 특정기간에만 응시가능한 일부 임상 과목의 경우, 응시일자 선택에 시간적 제한이 있을 수 있으니 접수 후 다시 한번 시험 관련 규정을 정확하게 확인하는 것이 좋다.

(3) 재시험 시기

응시한 물리 시험의 결과는 시험을 종료하는 즉시 센터에서 바로 확인이 가능하며, 만약 물리 시험에 응시하여 불합격한 경우 다음날부터 바로 재시험을 칠 수 없으며 60일을 기다려서 재응시할 수 있다(물리 시험의 접수는 3일 후부터 가능하다).

시험에 대한 자세한 안내 사항은 ARDMS의 정책에 따라 변경될 수 있으니, 공식 웹사이트(www.ardms.org)에 자주 접속하여 업데이트되는 상황을 파악하면 된다.

4. 시험 출제범위

ARDMS 웹사이트(www.ardms.org)에 접속해 보면 다음과 같이 물리 시험의 출제 범위와 각 범위에 대한 출제 비율을 확인할 수 있다.

SPI Content Outline		
• Clinical Safety, Patient Care, and Quality Assurance	Patient Care	10%
	Quality Assurance	
	New Technologies	
• Physical Principles	Physical Principles	15%
• Ultrasound Transducers	Transducers	16%
• Imaging Principles and Instrumentation	Instrumentation	28%
• Doppler Imaging Concepts	Hemodynamics	31%

출제범위를 자세히 살펴보면 크게 다섯 가지 범주로 분류할 수 있으며, 출제 비율에 따라 문항 수를 가늠해 보면 다음과 같다.

- 도플러 영상의 혈역학적 원리 : 약 34문제 출제
- 이미징의 기본 원리와 기기 장치 : 약 31문제 출제
- 트랜스듀서 : 약 18문제 출제
- 초음파의 물리적 원리 : 약 16문제 출제
- 환자 케어와 영상의 질 보증, 최신 기술 등 : 약 11문제 출제

5. 효율적인 공부 방법

우리의 목표는 700점 만점을 받는 것이 아니다. 또한 모든 응시자들이 같은 날 같은 시간에 응시해서 상대적인 기준으로 합격과 불합격을 정하는 시험도 아니기 때문에, 학습 목표를 고득점으로 설정하지는 않는다. 555점 이상의 점수만 획득한다면 합격이므로, 문제를 풀면서 대략 70~75%의 정답을 선택하는 확률로 접근한다고 생각한다면 시험을 준비하는 심리적인 부담감이 덜 할 수 있다.

Guide

그런데 실제로 다음 사진과 같은 상황들이 일어나기도 한다.

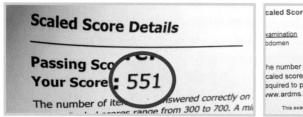 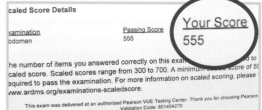

이 2개의 사진은 시험 센터에서 시험을 마친 후에 응시자들에게 나눠주는 합격과 불합격의 여부를 알려주는 실제 시험 성적표의 일부이다. 합격 커트라인 점수는 555점인데 왼쪽 사진은 551점 득점으로 안타깝게 최종 불합격한 성적표이며, 오른쪽 사진은 555점 득점의 커트라인 점수로 운 좋게 최종 합격한 성적표이다. 두 점수 간에 극명한 차이가 나는 것도 아니고 기껏해야 1~2문제 정도의 차이일 뿐이며 실제 공부량에 큰 차이가 나지 않을 것이다. 즉, 이 시험은 고득점을 받아야 하는 시험이 아니므로 합격에 포인트를 맞추면 된다.

우리가 이 시험을 준비할 때, 오로지 시험공부에만 집중할 수 없는 것이 현실이다. 많은 수험생들이 직장 업무와 병행하면서 공부를 하기도 하고, 다른 시험을 동시에 준비하고 있는 경우도 있을 수 있기 때문에, 기회비용을 고려하여 단시간을 투자해서 시험에 한 번에 합격할 수 있는 전략을 짜야 한다.

학습 환경에 따라 시험공부에 필요한 시간은 개인마다 다를 수 있으나, 물리 시험의 경우 일반적으로 2~3개월을 넘기게 되면, 앞서 학습한 내용을 잊어버리게 되고, 이미 학습한 내용을 다시 또 찾아가며 암기해야 하는 상황이 발생하게 된다.

또한 시험의 모든 문제와 보기가 영어로 나오기 때문에, 처음에 어렵다고 한글로만 공부하지 말고 반드시 영어로 그 의미를 같이 파악하고 있어야 한다. 이 책은 초심자도 이해하기 쉽게 한글을 기본으로 하면서, 중요한 어휘는 영어도 같이 표기하였다.

(1) 이 책 활용법

이 책은 다음과 같은 사람들에게 도움을 주기 위해 제작되었다.

- 초음파를 공부할 책도 없고, 가르쳐주는 사람도 없어서 답답한 사람
- 미국 초음파 자격증을 취득하고 싶지만 공부할 시간이 부족한 사람
- 영어가 약해서 미국 초음파 시험에 부담감이 있는 사람
- 미국 초음파 시험 문제집을 구하는 데 어려움을 겪고 있는 사람
- 한국 취업과 해외 취업을 직접 경험한 현직자의 공부 방법 및 노하우가 궁금한 사람
- 짧은 시간을 투자해서 한 번에 합격하고 싶은 사람

이 책의 구성은 Guide, 핵심이론, 실전 모의고사, SIC(Semi-interactive Console) 문제 살펴보기 등 네 개의 파트로 구성되어 있다. 먼저 시험에 접근하는 방법을 살펴본 후 자신이 최적화 할 수 있는 시험 계획을 세우고, 중요한 핵심이론을 공부한 후에, 실전 모의고사 문제를 풀어보면서 최신 출제 유형을 파악하는 것이 도움이 된다.

가장 중요한 것은 실전 문제의 유형을 파악하는 것이다. 우선 핵심이론을 한번 읽어보고 실전 모의고사 문제를 풀어본 후 틀린 문제를 표시해 두고 다시 처음으로 돌아가 핵심이론을 정독하여 완전히 이해한 후에 다시 문제를 풀어보면, 처음에 틀렸던 문제를 하나씩 맞아갈 수 있을 것이다. 반면 계속해서 틀리는 문제가 나올 수도 있다. 이런 사이클을 몇 번 반복하면서 계속 틀리는 문제를 따로 오답노트로 정리해 보면, 자신이 어떤 범위에서 이해가 부족한지 파악할 수 있고, 틀리는 부분만 집중 반복할 수 있기 때문에, 시험 준비 기간을 좀 더 줄여 나갈 수 있다.

오답노트 외에, 간단한 공식 정리노트를 한 페이지에 정리하여 시험 전날에 리뷰하고 이 공식노트를 이미지로 기억해 두는 것이 좋다. 시험에 복잡한 계산을 요구하는 문제는 출제되지 않지만, 처음 보는 영어 단어가 불쑥 튀어 나와서 문장이 정확하게 해석이 되지 않아 당황하는 순간, 암기했던 공식이 순간적으로 헷갈리게 된다.

시험장에서 본인의 신분 확인이 끝나고 시험을 치는 컴퓨터실에 입실하기 직전에 간단한 메모가 가능한 코팅판과 펜이 지급되는데, 시험을 시작하면서 기억하고 있던 물리 공식을 이 코팅판에 빠르게 메모해 두면, 시험에서 공식이 필요한 문제가 나왔을 때 천천히 대입해 보면서 침착하게 문제를 끝까지 풀어나갈 수 있을 것이다.

(2) 시험 일주일 전 학습전략

시험을 일주일 앞두고 최종 마무리를 해야 하는 시점이 오면, 핵심이론을 다시 읽어보는 것보다는 실전 모의고사 문제 풀이에 집중하는 것이 더 좋다. 이때는 시간이 충분하지 않다고 생각하기 때문에 심리적으로 불안해지기 쉽고, 이런 초조한 불안감이 오히려 시험에 집중할 수 있는 마인드 컨트롤을 방해하게 된다.

따라서 D-5일부터 조용히 집중할 수 있는 시간을 1시간 30분 정도로 정해두고, 그 시간 동안은 자리를 떠나거나 다른 행동을 하는 것을 최대한 자제하면서, 대략 실제 시험 2시간 동안 문제풀이를 끝까지 마쳐보는 연습을 한다.

이 시험은 한국어로 치르는 시험이 아니기 때문에 시험이 끝날 때까지 2시간 동안 집중력을 계속 유지하기가 생각보다 쉽지 않으므로 평소에 짧은 시간이라도 집중하는 연습을 해보는 것도 좋다.

이제 시험을 시작할 준비가 되었다면, 이 책으로 자신 있게 시작해 보자.

Guide

시험 접수 과정, 간단하게 살펴보기

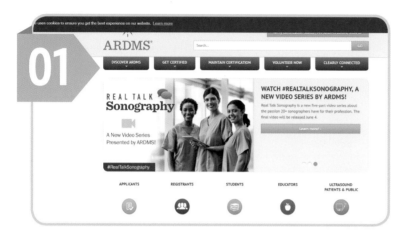

ARDMS 웹사이트 (www.ardms.org)

ARDMS 사이트에 접속하면 처음 보게 되는 화면으로, 시험에 관한 소개, 응시 가능한 시험의 종류, 시험 응시에 필요한 서류 준비사항 등에 관한 모든 정보를 확인할 수 있다.

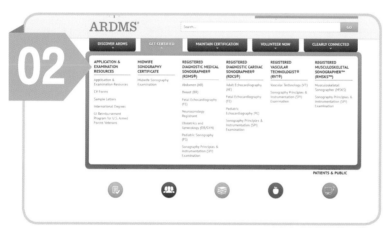

각 임상 과목에 해당하는 자격증의 종류와 응시 가능한 시험 과목 소개

RDMS, RDCS, RVT, RMSK 등의 대표적인 자격증의 종류와 그에 따른 응시 가능한 시험 과목들을 한 눈에 확인할 수 있다.

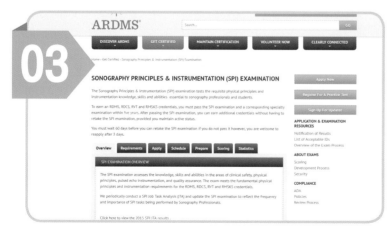

SPI 시험에 대한 소개

SPI(Sonography Principles & Instrumentation)란 시험의 약자로, 미국 초음파 자격증 시험의 공통 시험 과목에 해당하며, 어떤 임상 과목의 자격증 시험에 응시하여 합격한다 하더라도, 공통 시험 과목인 SPI 물리 시험까지 합격해야 해당 임상 과목에 해당하는 자격증이 최종 발급된다.

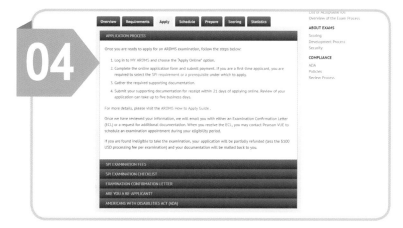

SPI 시험 접수 방법

온라인으로 SPI 물리 시험을 신청하는 과정에 대한 정보가 순서대로 안내되어 있으며, 이 과정에 따라 SPI 물리 시험을 준비하면 된다.

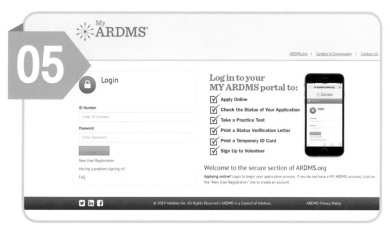

My ARDMS 사이트

My ARDMS 포털 사이트에 접속하면 처음 확인하게 되는 화면으로, 시험 응시 과정에 필요한 모든 정보를 찾아볼 수 있다.

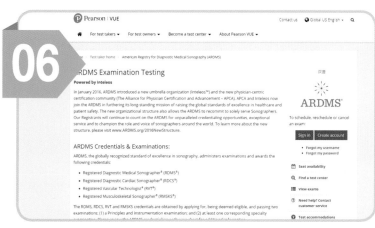

Pearson VUE 사이트

Pearson VUE 사이트에 접속하여, ARDMS 시험을 응시하고자 하는 지역(국내 및 해외)과 시험 응시일자를 선택할 수 있다.

Contents

PART

01

핵심이론

SPI **초음파 물리** 한권으로 끝내기

SPI **초음파 물리** 한권으로 끝내기

핵심이론

| STEP 1 | 초음파 기본 물리(Physical principles)

01 주파수(Frequency)에 대한 기본 개념

주파수(Frequency)란 1초 간에 사이클이 몇 번 발생하는지, 초(Second)당 발생하는 **사이클의 수**(Cycles/Second)를 의미한다.

주파수와 파장의 공식에서, 주파수가 높으면 파장이 짧다.

주파수(Frequency)	
정 의	초당 사이클의 수(The number of Cycles per Second)
단 위	Hertz(Hz), Megahertz(MHz)
주파수(f)와 파장(λ) 공식	$f = \dfrac{c}{\lambda}$ 여기서, c : 전파속도(Propagation Speed) λ : 파장(Wavelength)

(1) 초음파/가청 주파수/초저 주파수의 범위 나누기

가청(Audible sound) **주파수**의 의미는 '들을 수 있는 소리의 주파수'를 의미하며, 초(Second)당 약 **20 Hz~20 kHz**(=20,000 Hz) 사이의 범위에 있는 주파수에 해당하며, 가청 주파수를 기준으로 이보다 낮은 주파수의 영역은 **초저(Infra) 주파수** 영역, 이보다 높은 주파수의 영역을 **초음파**(Ultrasound)라고 한다.

- 초저 주파수(Infrasound) 영역 : 약 20 Hz 미만
- 가청 주파수(Audible sound) 영역 : 약 20 Hz~20 kHz
- 초음파(Ultrasound) 영역 : 약 20 kHz 이상

(2) 진단(Diagnostic) 초음파 영역에서 이용되는 주파수의 범위

초음파의 **이용 목적**에 따라, 크게 **진단용(Diagnostic) 초음파** 영역과 **치료용(Therapeutic) 초음파** 영역으로 나눌 수 있는데, **진단용** 초음파 영역에서 이용되는 초음파의 범위는 주로 **2~12** MHz의 주파수이다.

02 주기(Period)

주기(Period)란 한 개의 사이클이 발생하는 데 시간이 얼마나 걸리는지를 나타내는 **시간**의 개념이며, 주기와 주파수는 서로 상반되는(reciprocal) 관계에 있다.

주기(Period)	
정 의	• 한 사이클이 발생하는 데 걸리는 시간 • 주기가 길면 주파수가 낮고, 주파수가 높으면 주기가 짧다.
단 위	seconds(s), microseconds(μs)
주기(p) 공식	$p = \dfrac{1}{f}$ 여기서, f : 주파수(Frequency)

03 파장(Wavelength)

파장(Wavelength)이란 한 사이클에서 거리적으로 얼마나 이동하는지를 나타내는 **길이**의 개념이며, 주파수와 파장의 공식에서 파장이 길면 **주파수**가 낮다.

파장(Wavelength)	
정 의	음파(Sound wave)가 한 사이클에서 이동하는 거리
단 위	meters(m), millimeters(mm)
주파수(f)와 파장(λ) 공식	$\lambda = \dfrac{c}{f}$ 여기서, c : 전파속도(Propagation Speed) f : 주파수(Frequency)
연부 조직에서 파장 구하는 공식	$\lambda_{(\text{in soft tissue})} = \dfrac{1.54\text{mm}}{f\,(\text{MHz})}$

☑ Tip

실전 SPI 물리 문제의 한 유형으로, 문제에서 주파수를 제시하고 연부 조직에서 파장을 계산하라는 문제가 출제될 경우, 이 공식을 암기하여 주파수를 대입하고 간단히 계산하면 된다.

---

(1) 파장(Wavelength)과 주기(Period)의 x축 비교

① 파장의 x축 : 거리(distance)를 의미한다.

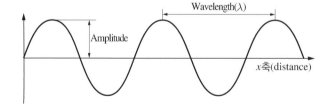

② 주기의 x축 : 시간(time)을 의미한다.

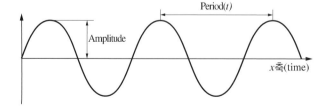

04 전파속도(Propagation Speed)

　음파(Sound wave)가 전달되기 위해서는 **매질(Medium)**이 필요하며, 매질을 통해서 에너지가 전달된다. 음파가 매질을 얼마나 빠르게 통과하는지, 그 통과하는 속도를 전파속도(Propagation Speed)라고 하며, 전파속도는 매질의 **밀도(Density)**와 **경도(Stiffness)**에 따라 결정된다.

　밀도(Density)는 빽빽하게 밀집되어 있는 정도, 단위 부피당 얼마만큼의 질량을 차지하고 있는지를 나타내며, **경도(Stiffness)**는 물질의 단단한 정도, 탄성력(Elasticity)이 있는지를 나타내는 부피계수(Bulk modulus)와 관련 있다.

　일반적으로 전파속도는 **고체(Solid) > 액체(Liquid) > 기체(Gas)**의 순서대로 느려지며, 고체에서 가장 빠르고 기체에서 가장 느리다.

전파속도(Propagation Speed)	
정 의	• 파(Wave)가 매질(Medium)을 통과하는 최대속도 • 매질의 밀도(Density)와 경도(Stiffness)에 의해 결정된다.
단 위	meters/second(m/s), millimeters/microseconds(mm/μs)
전파속도(c) 공식	$c = \sqrt{\dfrac{Bulk\ modulus\,(stiffness)}{density}}$, $c = \sqrt{\dfrac{B}{\rho}}$ 여기서, B : 부피계수(Bulk modulus) 　　　　 ρ : 밀도(Density)

(1) 매질(Medium)의 종류에 따른 전파속도(Propagation Speed) 비교

인체조직에서 **매질**에 따른 음파의 전파속도는 각각 다르다.

연부 조직(Soft tissue)에서 음파의 평균 전파속도(Average Propagation Speed)는 **1,540 m/s**(= 1.54 mm/μs)로 가정하며, 연부 조직을 기준으로 '**공기/지방/물**'에서는 전파속도가 느리고, '**혈액/근육/뼈**'에서는 전파속도가 빠르다.

매질(Medium)의 종류에 따른 전파속도(Propagation Speed)						
Air	Fat	Water	Soft tissue	Blood	Muscle	Bone
330 m/s	1,440 m/s	1,480 m/s	(평균) 1,540 m/s	1,560 m/s	1,600 m/s	4,080 m/s

$\longleftarrow$ Slow Fast $\longrightarrow$

☑ Tip

실전 SPI 문제의 한 유형으로, 문제에서 여러 매질을 제시하고 전파속도의 빠르기 순서를 묻는 문제가 출제될 수 있으니, 대표적인 매질들의 순서를 잘 기억해야 한다.

---

(2) 기계파(Mechanical wave)

소리(Sound)는 기계파(Mechanical wave)에 속하는데, 그 이유는 소리가 **매질 (Medium)**을 통과하면서 **물리적인 상호작용(Physical interaction)**을 일으키기 때문이다. 물리적 상호작용이란 음파(Sound wave)가 매질을 통과하면서 감쇠(Attenuation)하게 되고, 매질 내에서 생물학적 효과(Bioeffects)를 일으키는 것을 의미한다.

음파(Sound wave)가 이동하기 위해서는 매질(Medium)이 존재해야 하는데, **진공 (Vacuum)** 상태나 **우주(Space)**에서는 공기(Air)와 같은 매질이 없기 때문에 음파가 이동할 수 없다.

☑ Tip

실전 SPI 문제의 한 유형으로, 문제에서 음파가 전달되지 않는 상황을 묻는 문제가 출제될 수 있다.

참고로, 기계파와 대비되는 용어로 기억해야 하는 것은 전자기파(Electromagnetic wave)이며, 전자기파는 매질을 필요로 하지 않는다는 특징이 있다.

(3) 종파(Longitudinal wave)와 횡파(Transverse wave)

기계파(Mechanical wave)는 크게 2가지 전파 방식으로 나눌 수 있는데, 이 전파 방식에 따라 종파(Longitudinal wave)와 횡파(Transverse wave)로 나눈다. '매질 내 입자(Particle)가 진동하는 방향'과 '파(Wave)가 진행하는 방향'이 서로 같은 방향으로 평행(Parallel)하면 종파, 서로 직각(Perpendicular)이면 횡파라고 한다.

종파(Longitudinal wave)와 횡파(Transverse wave)의 비교	
종파 (Longitudinal wave)	파동(Particle motion)이 진동하는 방향(Back and Forth)과 이동해 나가는 방향이 서로 **평행(Parallel)**하게 이동
횡파 (Transverse wave)	파동(Particle motion)이 진동하는 방향과 이동해 나가는 방향이 서로 **직각(Perpendicular)**으로 이동

☑ Tip

소리(Sound)는 **종파 방식의 기계파**(Longitudinal, Mechanical wave)에 **해당한다는 것이 중요한** 개념이다.

---

05 4대 음향 변수(Acoustic variables)

음파(Sound wave)가 전달되면서 여러 가지 변화를 일으키게 되는데, 이러한 변화를 일으키는 것을 **음향 변수**(Acoustic variables)라고 하며, 4개의 음향 변수가 있다.

4대 음향 변수(Acoustic variables)			
Particle motion 파 동	Pressure 압 력	Temperature 온 도	Density 밀 도

06 연속파(Continuous wave) 초음파/펄스파(Pulsed wave) 초음파의 분류

초음파를 형태에 따라 분류하면, **연속파(Continuous wave) 초음파**와 **펄스파(Pulsed wave) 초음파**로 나눌 수 있다.

연속파(CW ; Continuous wave) 초음파는 신호를 보내는(Transmitted) 부분과 신호를 받는(Received) 부분이 서로 분리되어 있어, 신호를 보내는 송신부에서는 **연속해서 계속** 초음파 신호를 보내고, 수신부에서는 신호를 받아들이는 역할을 한다.

펄스파(PW ; Pulsed wave) 초음파는 신호를 연속해서 보내는 것이 아니라, **간헐적으로** 일정한 시간 간격을 두고 신호를 보내고 받는 것을 말한다. 신호를 보냈다가 다시 반사체에서 반사되어 돌아오는 데 걸리는 시간을 통해서 반사체의 위치를 계산할 수 있기 때문에, 반사체의 위치(깊이)에 대한 정보를 알 수 있다는 장점이 있다.

(1) 펄스파(PW)의 파라미터(Parameters) : PRF, PRP, SPL

펄스파(PW)의 파라미터는 **펄스 반복 주파수(PRF ; Pulse Repetition Frequency)**, **펄스 반복 주기(PRP ; Pulse Repetition Period)**, **공간 펄스 길이(SPL ; Spatial Pulse Length)**, **펄스 지속 시간(Pulse Duration)**, **반복 인자(Duty Factor)** 등이 있다.

- **펄스 반복 주파수(PRF)** : 1초 동안 발생하는 펄스의 **개수**
- **펄스 반복 주기(PRP)** : 한 개의 펄스가 시작한 점에서 다음 펄스가 시작할 때까지의 **시간**
- **공간 펄스 길이(SPL)** : 한 개의 펄스가 시작해서 끝나기까지의 **거리**를 의미

공간 펄스 길이(SPL)는 "**파장(λ)**"과 "**펄스 내 사이클의 수(n)**"를 서로 곱한 값이고, 특히 초음파의 **축방향(Axial) 해상력**과 관련이 있으며, 축방향(Axial) 해상력은 $\dfrac{SPL}{2}$이 된다.

제동(Damping)을 적용하게 되면, 후방 진동(Vibration)을 흡수하고 펄스 내 사이클의 수가 감소하여 SPL이 짧으므로 축방향(Axial) 해상력이 향상된다.

펄스파(PW)의 파라미터(Parameters)	
펄스 반복 주파수 (PRF ; Pulse Repetition Frequency)	• 초당 발생하는 펄스의 수 (The number of pulses per seconds) • PRF는 영상 깊이(Imaging depth)와 관련이 있는데, PRF가 높으면 영상 깊이(Imaging depth)가 얕다. • 단위 : Hertz(Hz), Kilohertz(kHz)
펄스 반복 주기 (PRP ; Pulse Repetition Period)	• 한 펄스의 시작점에서 다음 펄스의 시작점까지 걸리는 시간 (The time from the beginning of one pulse to the beginning of next) • PRP와 PRF는 서로 상반되는 관계이며($PRP = \dfrac{1}{PRF}$), PRP가 길면 영상 깊이(Imaging depth)가 깊다. • 단위 : seconds(s), milliseconds(ms)
공간 펄스 길이 (SPL ; Spatial Pulse Length)	• 한 펄스가 시작해서 끝나는 거리 (The distance that a pulse occurs) • 단위 : millimeters(mm) • SPL 공식 $SPL = \lambda \times n$ 여기서, λ : 파장(Wavelength) n : 한 펄스 내 사이클의 수(Number of cycles in a pulse)

영상의 깊이(Depth of View)를 조절할 때, Listening time을 길게 하거나 짧게 조정하면 PRP의 조절이 가능하며, Imaging depth를 깊게 하거나 얕게 조정하면 PRF 조절이 가능하다.

다음 2개의 그래프를 통해 PRF, PRP, 영상 깊이(Imaging depth)와의 관계를 비교하면 이해하기 쉽다.

① Long PRP, Low PRF는 영상 깊이(Imaging depth)가 깊다.

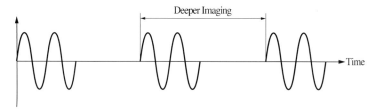

② Short PRP, High PRF는 영상 깊이(Imaging depth)가 얕다.

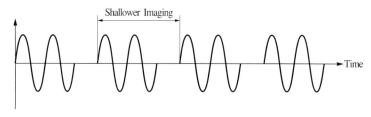

(2) 펄스 지속 시간(Pulse Duration)과 반복 인자(Duty Factor)

펄스 지속 시간(Pulse Duration)이란 한 개의 펄스가 시작해서 끝날 때까지 지속되는 **시간**을 의미하고, **반복 인자**(**Duty Factor**)란 펄스파(PW)를 내보내는 트랜스듀서에서 실제로 펄스를 만들어내는 시간의 백분율로, 펄스 지속 시간(PD)과 펄스 반복 주기(PRP)와의 비율을 나타낸다.

펄스 지속 시간(Pulse Duration)과 반복 인자(Duty Factor)	
펄스 지속 시간 (Pulse Duration)	• 한 펄스가 발생하는 시간 (The time that it takes for a pulse to occur) • 트랜스듀서의 고유 특성 • 단위 : seconds(s), milliseconds(ms) • PD $= n \times p$ 여기서, n : 사이클의 수(Number of Cycles) p : 주기(Period)
반복 인자 (Duty Factor)	• 트랜스듀서에서 실제로 펄스를 만들어내는 시간의 백분율 (The fraction of time that a transducer generates a pulse) • 단위 : 없음(Unitless) • Duty Factor $= \dfrac{PD}{PRP}$

반복 인자(Duty Factor)는 트랜스듀서에서 초음파 에너지가 실제로 환자에게 전송되는 시간의 비율을 의미하는 것으로, 반복 인자가 높을수록 초음파의 열 생물학적 효과(thermal bioeffect)가 발생할 위험성이 크며, 반복 인자의 공식에서 펄스 지속 시간(Pulse Duration)을 펄스 반복 주기(PRP)로 나눈 값이다.

반복 인자는 단위가 없다는 것과 퍼센트(%)로 표현할 수 있다는 것을 기억해야 하고, 최댓값은 1이며 최솟값은 0이다.

일반적으로 펄스파(PW) 초음파는 아주 짧은 펄스를 만들어 내기 위해서 전자적으로 On-Off 전환을 매우 빠르게 하는데, On-time이 매우 짧고 Off-time이 상대적으로 매우 길기 때문에 **펄스파** 초음파의 반복 인자는 0.01(= 1 %) 이하이며, **연속파(CW)** 도플러 초음파는 항상 On-time이므로 연속파의 반복인자는 1(= 100 %)이다.

07 진폭(Amplitude), 강도(Intensity), 힘(Power)

진폭(Amplitude)이란 기저치(Normal value)를 기준으로 음향변수에서 변화가 발생하는 최대 변이의 폭을 나타내며, 진폭이 클수록 **힘(Power)**이 강해지는데(서로 **비례** 관계), **면적(Area)**당 **힘(Power)**의 세기를 **강도(Intensity)**라고 한다.

진폭(Amplitude)과 강도(Intensity), 힘(Power)의 비교	
진폭(Amplitude)	• 음향변수(Acoustic variable)에서 발생하는 최대 변이 폭 • 기저치(Normal value)를 기준으로 하는 최댓값
힘(Power)	• 전달되는 에너지의 비율 • 진폭(Amplitude)의 제곱에 비례(Power $\propto$ Amplitude^2) • 단위 : Watts(W)
강도(Intensity)	• 면적당 힘의 세기 • 단위 : Watts per centimeter squared(W/cm^2) • Intensity $= \dfrac{\text{Power(W)}}{\text{Area(cm}^2)}$

힘(Power)은 진폭(Amplitude)의 제곱에 비례하고, **강도(Intensity)**는 힘(Power)에 비례하므로, 결과적으로 강도는 **진폭의 제곱에 비례**한다고 할 수 있다.

$$\text{Intensity} = \text{Amplitude}^2$$

일반적으로 M-mode에서는 Power가 낮고, 컬러 영상(Color Flow imaging)에서는 Power가 높다.

	트랜스듀서에서 매질(Medium)로 전달되는 에너지 세기
Power	• Low Power : M-mode • High Power : Color Flow imaging

(1) 6가지 강도(Intensities)의 비교

강도(Intensity)는 **최댓값(Peak Value)**과 **평균값(Average Value)** 2가지로 비교할 수 있으며, 초음파 빔(Beam)의 강도는 매질(Medium)을 통과하면서 물리적 공간(Physical space)과 시간에 따른 빔에너지의 분포 정도에 따라 6가지 강도로 나누어진다.

6가지 강도(Intensities)	
SPTP(highest)	Spatial Peak-Temporal Peak(공간최대-시간최대)
SATP	Spatial Average-Temporal Peak(공간평균-시간최대)
SPTA	Spatial Peak-Temporal Average(공간최대-시간평균)
SAPA	Spatial Average-Pulse Average(공간평균-펄스평균)
SPPA	Spatial Peak-Pulse Average(공간최대-펄스평균)
SATA(lowest)	Spatial Average-Temporal Average(공간평균-시간평균)

가장 **큰 값**을 갖는 강도는 SPTP(**공간최대-시간최대**)이며, 가장 **작은 값**을 갖는 강도는 SATA(**공간평균-시간평균**)이다.

08 감쇠(Attenuation)

감쇠(Attenuation)란 빔(Beam)이 매질(Medium)을 통과할 때, **진폭(Amplitude)**과 **강도 (Intensity)**가 **감소**하는 현상을 말한다.

초음파 영상에서 깊은(Deep) 위치의 구조물이 얕은(Shallow) 위치의 구조물보다 에코가 약하며, 감쇠(Attenuation)에 기여하는 요소는 다음과 같다.

감쇠(Attenuation)에 기여하는 요소	
흡수(Absorption)	초음파 에너지가 열(Heat)로 전환되는 현상
산란(Scattering)	• 반사면(Reflecting surface)이 거친(Rough) 표면일 때, 초음파 빔(Beam)이 확산하듯이 전향하는 현상(Diffuse scattering, 확산성 산란) • 대부분의 조직에서 주로 발생하는 기전 • 정반사 현상에 비해서 각도에 크게 좌우되지 않는다(Less angle dependent).
반사(Reflection)	• 초음파 빔(Beam)이 트랜스듀서로 다시 되돌아오는 비율 • 파장에 비해서 반사면(Reflecting surface)이 크고 매끈한(Large & Smooth) 표면일 때 발생(Specular reflection, 정반사) • 정반사 현상은 반사각(Reflection angle)이 입사각(Incident angle)과 항상 동일하며, 각도에 따라 정반사 현상이 좌우된다(Very angle dependent). 예 횡격막(Diaphragm), 담낭 벽(Gall bladder walls)

거친(Rough) 반사면에서는 **산란** 현상이, **크고 매끈한(Large & Smooth)** 반사면에서는 **반사** 현상이 발생한다.

(1) **감쇠(Attenuation)의 단위 : 데시벨(dB ; Decibels)**

감쇠(Attenuation)의 단위로 **데시벨(dB)**을 사용하며, **감쇠 계수(Attenuation Coefficient)**란 음파(Sound wave)가 매질(Medium)을 통과하면서 단위 길이당 감쇠하는 정도를 나타내는 것으로, 감쇠 계수의 단위는 **dB/cm**이다.

감쇠(dB) = **감쇠 계수(dB/cm)** × 이동거리(cm)의 공식으로 계산할 수 있으며, 연부 조직에서 감쇠 계수(dB/cm in soft tissue) = 주파수(MHz)이므로, 감쇠(dB) = **주파수(MHz)** × 이동거리(cm)의 공식으로 계산한다.

(2) 데시벨(dB)과 진폭비(Amplitude Ratio)/강도비(Intensity Ratio)의 비교

음파(Sound wave)가 매질(Medium)을 통과하면서 진폭(Amplitude)과 강도(Intensity)가 감쇠(Attenuation)하게 되는데, 진폭을 A, 강도를 I라고 할 때 데시벨과의 관계식은 다음과 같다.

$$dB = 20 \log \frac{A_2}{A_1} \qquad dB = 10 \log \frac{I_2}{I_1}$$

(Intensity = Amplitude^{2}이므로, 강도는 진폭의 제곱에 비례한다.)

데시벨과 진폭비(Amplitude Ratio), 진폭비와 강도비(Intensity Ratio)를 서로 비교하면 아래 표와 같다.

데시벨(dB)과 진폭비(Amplitude Ratio), 강도비(Intensity Ratio)의 비교		
dB	Amplitude Ratio	Intensity Ratio
0	1	1
3	1.414	2
6	2	4
20	10	100
40	100	10,000
60	1,000	1,000,000
−6	$\frac{1}{2}$	$\frac{1}{4}$
−20	$\frac{1}{10}$	$\frac{1}{100}$
−40	$\frac{1}{100}$	$\frac{1}{10,000}$

☑ Tip

실전 SPI 문제에서, 각 데시벨(dB)과 진폭비, 강도비를 서로 비교하는 문제가 출제될 수 있다.

(3) 음향 임피던스(Acoustic impedance)

음향 임피던스(Acoustic impedance)란 음파(Sound wave)에 대한 매질(Medium)의 **저항(Impedance)**을 의미하며, 저항을 Z, 매질의 밀도(Density)를 ρ, 음속(Speed of Sound)을 c라고 할 때, $Z = \rho \cdot c$로 나타낼 수 있다.

음향 임피던스(Acoustic impedance)	
정 의	음파(Sound wave)에 대한 매질(Medium)의 **저항(Impedance)**
단 위	rayl(kg/m^2/sec)
공 식	$Z = \rho \cdot c$

2개 매질의 경계면(Boundaries)에서 **임피던스 차이(Impedance Mismatch)**가 크면 **반사(Reflection)**되는 정도도 커지는데, **공기(Air)**의 음향 임피던스는 매우 작기 때문에 인체 조직과 공기의 경계면에서 임피던스 차이가 매우 커서 거의 대부분 반사된다.

초음파 검사 시, 피부에 **젤(Gel)**을 바르는 이유는 트랜스듀서와 피부(Skin) 사이에서 초음파가 공기에 의해 전반사되는 것을 방지하기 위해서 사용한다.

| STEP 2 | 트랜스듀서(Ultrasound Transducers)

01 진단(Diagnostic) 초음파 영역에서 트랜스듀서의 역할

트랜스듀서는 **전기** 에너지(Electrical energy)를 **기계적** 에너지(Mechanical energy : Sound)로 전환시키거나, 반대로 **기계적** 에너지를 **전기** 에너지로 전환시키는 장치이다.

(1) 압전 효과(Piezoelectric effect)

어떤 결정체(Crystal)에 압력을 가하면 전압이 발생하고, 반대로 이 결정체에 전압을 가하면 용적(압력)이 변하게 되는데, 이 결정체가 두꺼워지거나 얇아지면서 초음파를 발생시키는 것을 압전 효과라고 한다.

이러한 압전 효과를 나타내는 물질로는 **석영**(Quartz), **토르말린**(Tourmaline), **로셀염**(Rochelle Salt), PZT(Lead Zirconate Titanate), **타이타늄산 바륨**(Barium Titanate), **황산 리튬**(Lithium Sulfate) 등이 있다.

압전 효과를 나타내는 물질에 특정 온도 이상의 **열**(Heating)을 가하게 되면, **극성**(Polarization)을 잃게 되어 압전 효과가 사라진다.

(2) 큐리 온도(Curie Temperature)

결정체(Crystal)의 극성(Polarization)을 잃게 되는 온도를 말하며, 만약 트랜스듀서를 소독(Sterilization)의 목적으로 큐리 온도 이상 **가열**(Heating)하게 되면, 압전 효과(Piezoelectric effect)가 사라지므로 트랜스듀서의 고열 소독은 올바른 방법이 아니다.

초음파 검사 중, 트랜스듀서에 혈흔(Blood-stained)이 묻었을 때에는 혈흔을 닦고 **글루타알데하이드**(Glutaraldehyde)를 이용하여 소독하는 것이 좋다.

02 트랜스듀서의 구성(Components)

트랜스듀서는 다양한 구조물로 구성되어 있으며, 기본 구성은 다음과 같다.

(1) 압전 소자(Piezoelectric element)

펄스파 모드(PW Mode)의 트랜스듀서에서 동작(Operating) 주파수는 크리스털의 공명(Resonant) 주파수에 따라 결정되며, 이는 크리스털의 **두께(Thickness)**와 크리스털 내 **전파속도(Propagation velocity)**에 따라 결정된다.

연속파 모드(CW Mode)의 트랜스듀서에서 동작 주파수는 **인가하는 전압(Excitation Voltage)**의 주파수에 따라 결정된다.

(2) 제동 물질(Damping material) = 후방 흡음 물질(Backing material)

제동 물질은 후방 흡음 물질(Backing material)이라고도 하며, 일반적으로 펄스파(PW) 초음파는 짧은 시간 동안에 일정한 간격으로 신호를 보내기 때문에, 크리스털의 공명으로 인한 후방 진동(Vibration)을 흡수하는 역할을 한다.

제동 물질(Damping material)을 사용하면, **펄스 지속 시간(Pulse Duration)**과 **공간 펄스 길이(SPL)**가 감소하므로 **축방향** 해상력(Axial resolution)이 향상된다.

(3) 결합층(Matching layer)

트랜스듀서와 피부(Skin)와의 음향 저항(Acoustic impedance)의 차이(Mismatch)를 감소시켜서, 트랜스듀서에서 보내는 신호를 인체 조직으로 효율성 있게 전달하고, 다시 조직에서 반사된 신호를 높은 감도로 받아들이는 역할을 한다.

이상적인 결합층의 **두께(Thickness)**는 파장(Wavelength)의 $\frac{1}{4}$(= Quarter)이다.

트랜스듀서의 구성(Components)	
압전 소자 (Piezoelectric element)	• 펄스파 모드(PW Mode)에서 동작(Operating) 주파수는 크리스털의 두께 (Thickness)와 크리스털 내 전파속도에 따라 결정 • Operating Frequency(MHz) $= \dfrac{\text{크리스털 내 전파속도(mm/}\mu s)}{2 \times \text{크리스털의 두께(mm)}}$ • 연속파 모드(CW Mode)에서 동작(Operating) 주파수는 인가 전압(Excitation Voltage)의 주파수에 따라 결정
제동 물질 (Damping material)	• 진동(Vibration)을 흡수하고, 펄스 내 사이클 수를 감소시키는 역할 • 주로 에폭시 수지(Epoxy Resin)를 이용 • 축방향 해상력(Axial resolution) $= \dfrac{SPL}{2}$
결합층 (Matching layer)	• 트랜스듀서와 조직 사이의 접점에서 반사를 줄여주는 역할 • 이상적인 결합층의 두께 $= \dfrac{\text{Wavelength}}{4}$

(4) 렌즈(Lens)

주로 1차원 위상 배열형(1D Phased array) 트랜스듀서에서 빔(Beam)을 집속(Focusing) 하기 위해 렌즈를 이용하며 고도면(Elevation plane)에서 초점을 변화시킨다.

03 대역폭(Bandwidth)과 Q(Quality) factor의 관계

대역폭(Bandwidth)이란 주파수 스펙트럼(Frequency Spectrum)의 **너비(Width)**를 의미하는 것으로, 트랜스듀서가 반응하는 주파수의 전반적인 범위를 말한다. 예를 들어서 5 MHz의 트랜스듀서에서는 순수하게 5 MHz의 초음파만 발생되는 것이 아니라, 3.5~6 MHz **범위**에 있는 초음파가 발생된다고 할 수 있는데, 이 주파수의 범위를 대역폭이라고 한다.

트랜스듀서에서 대역폭이 넓으면, 주파수의 변동이 많아 균일하지 않은 초음파가 발생한다고 보고 이를 Q factor가 낮은 트랜스듀서라고 하며, 대역폭이 좁아 주파수의 변동이 적어 균일한 초음파가 발생하는 것은 Q factor가 높은 트랜스듀서라고 한다.

Q factor는 크리스털의 질적 특성(Quality)에 관한 것으로, 음파의 순수성과 펄스의 지속 시간에 대한 특성을 나타낸다.

(1) 음파의 순수성 측면에서

Q factor의 값이 **높으면** 주파수의 **범위가 좁은** 순수한 음파를 발생하기 때문에 트랜스듀서의 신호 **전송(Transmitted) 효율(Efficiency)**이 우수하다고 보며, Q factor의 값이 **낮으면** 주파수의 **범위가 넓기** 때문에 다양한 신호를 받아들이는 데 용이하여 **수신(Received) 효율**이 양호하다고 한다.

(2) 펄스의 지속 시간 측면에서

Q factor의 값이 **높으면** 크리스털이 공명하면서 후방 진동이 오래 지속되는 것을 의미하고, Q factor의 값이 **낮으면** 후방 진동이 짧게 바로 중단되는 것을 의미한다.

따라서, 대역폭을 넓게 하거나 제동(Damping)을 길게 하면 트랜스듀서의 **Q factor 값이 낮아지고**, 대역폭을 좁히거나 제동을 짧게 하면 트랜스듀서의 **Q factor 값이 높아진다.**

Q factor와 Bandwidth와의 관계	
Low Q factor	• 넓은 대역폭(Broad bandwidth) • 펄스파(PW) 초음파에서 적합하다.
High Q factor	• 좁은 대역폭(Narrow bandwidth) • 연속파(CW) 초음파에서 적합하다.

일반적으로 **연속파(CW)** 초음파는 신호를 보내는(Transmitted) 부분과 신호를 받는(Received) 부분이 서로 분리되어 각각의 역할을 담당하기 때문에, 후방 진동이 길어진다 하더라도 신호를 주고받는 데 문제가 되지 않으므로 **높은 Q factor의 매우 좁은(Narrow) 대역폭**을 갖는 트랜스듀서가 적합하다.

펄스파(PW) 초음파는 간헐적으로 일정한 시간 간격을 두고 신호를 보냈다가 다시 받는 것을 여러 번 반복하는데, 후방 진동이 길어지면 충분한 신호를 주고받는 시간 간격에 문제가 생기므로 **Q factor가 낮더라도** 여운 시간이 짧은 트랜스듀서가 적합하다.

04 초음파 빔(Beam)의 구성

초음파의 빔(Beam)은 크게 3가지 영역으로 나눌 수 있는데, **초점**(Focal point)을 중심으로 트랜스듀서에서 초점까지 빔이 모아지는 영역을 **근거리 영역**(Near field = Fresnel zone)이라고 하고, 초점에서부터 빔이 확산되는 영역을 **원거리 영역**(Far field = Fraunhofer zone)이라고 한다.

빔 폭(Beam Width)은 크리스털의 직경(Diameter)과 거의 동일하며, 초점은 대략 크리스털 직경의 $\frac{1}{2}$이 되는 지점에서 형성된다.

근거리 영역 길이(NZL ; Near Zone Length)는 크리스털의 직경(Diameter, D)과 파장(Wavelength, λ)에 의해서 결정되며, 크리스털의 직경(D)이 크면 근거리 영역 길이가 길다.

$$\text{NZL} = \frac{D^2}{4\lambda}$$

이 공식에 앞에서 학습한 파장의 공식 $\lambda = \frac{c}{f}$를 적용하여, 전파속도(Propagation Speed, C)에 1,540 m/s를 대입하면 NZL$\fallingdotseq \frac{D^2 f_o}{6}$이 되어, 동작(Operating) 주파수가 높으면 근거리 영역 길이가 길어진다.

초음파 빔(Beam)의 구성	

근거리 영역
(Near field)
	• Fresnel zone(프레넬 영역)
	• 근거리 영역 길이(Near Zone Length, NZL) $= \dfrac{D^2}{4\lambda} \fallingdotseq \dfrac{D^2 f_o}{6}$
	  여기서, D : 크리스털 직경(Diameter)
	      f_o : 동작(Operating) 주파수

초점 (Focal point)	빔 폭(Beam Width)이 좁으면, 측방향 해상력(Lateral resolution)이 우수하다.
원거리 영역 (Far field)	• Fraunhofer zone(프라운호퍼 영역) • 원거리 영역에서는 빔(Beam)이 확산(Divergence)된다.

─☑ Tip ─

크리스털의 직경(Diameter)과 두께(Thickness)는 서로 다른 개념이니, 헷갈리지 말자.

05 트랜스듀서의 배열형

(1) 선상 배열형(Linear array transducer)

(2) 위상 배열형(Phased array transducer)

1D Phased array	Sector transducer : 주로 심장(Heart) 검사에 이용된다.
	Linear transducer : 주로 혈관(Vascular) 검사에 이용된다.
	Curved linear transducer : 주로 하복부의 경직장 초음파(endorectal)나 산부인과 질(endovaginal) 초음파 검사에 이용된다.
2D Phased array	실시간(Real time) 3D 영상을 만들 수 있다.

(3) 환상 배열형(Annular array transducer)

빔(Beam)을 기계적으로(Mechanically) 조종하는 특성이 있다.

06 해상력(Resolution)

해상력(Resolution)이란 인접한 위치에 있는 두 개의 미세한 구조물을 서로 분리해서 구별해 낼 수 있는 능력을 말하며, 초음파 장치의 뛰어난 성능을 나타내는 지표가 된다.

해상력에는 크게 측방향(Lateral) 해상력과 축방향(Axial) 해상력이 있는데, 먼저 **측방향 (Lateral) 해상력**이란 초음파 빔(Beam)이 진행하는 방향에 **직각으로 위치하는**(옆으로 위치하는) 두 개의 미세한 구조물을 구분해 내는 능력을 말한다. 이에 반해 **축방향(Axial) 해상력**은 초음파 빔(Beam)이 **진행하는 방향에 있는**(위ㆍ아래로 위치하는) 두 개의 미세한 구조물을 서로 구분해 내는 능력을 말한다.

측방향 해상력(Lateral resolution)은 초음파 빔이 확산되지 않고 빔 폭(Beam Width)이 좁을수록(가늘수록) 두 개의 미세한 구조물을 구분해 내기 쉽기 때문에, 집속(Focusing)을 하면 측방향 해상력이 향상된다.

축방향 해상력(Axial resolution)은 빔이 진행하는 방향에 위치한 두 개의 구조물을 구분하는 것인데 이는 곧 트랜스듀서로부터의 거리(깊이)에 따른 구분을 의미하기 때문에, 공간 펄스 길이(SPL)와 관련이 있다.

해상력(Resolution)	
측방향 해상력 (Lateral resolution)	• = Azimuthal/Transverse/Angular resolution • 빔의 폭(Beam width)과 동일한 값이다. • 초점(Focal point)에서 측방향(Lateral) 해상력이 가장 좋다. • 빔의 폭(Beam width)이 좁은 트랜스듀서가 측방향 해상력이 뛰어나다.
축방향 해상력 (Axial resolution)	• = Range/Longitudinal/Depth resolution • Axial resolution = $\dfrac{\text{SPL(Spatial Pulse Length)}}{2}$

앞서 펄스파의 파라미터에 관한 학습 내용에서, **공간 펄스 길이(SPL)**는 파장(Wavelength)이 짧거나 펄스 내 사이클의 수가 감소하면 짧아지므로, 짧은 SPL은 축방향(Axial) 해상력이 우수하다.

SPL 공식	$SPL = \lambda \times n$ 여기서, λ : 파장(Wavelength) n : 한 펄스 내 사이클의 수(Number of Cycles in a Pulse)

| STEP 3 | 이미징 원리와 기기(Imaging Principles and Instrumentation)

01 펄스 에코의 진단 초음파 시스템의 구성

펄스 에코의 진단 초음파 시스템은 다음과 같이 크게 4가지 파트로 구성된다.

펄스 에코의 진단 초음파 시스템의 구성(Pulsed-echo Diagnostic ultrasound system)	
Pulser	전압(Electric voltage)을 형성하는 역할
Receiver	• 트랜스듀서에서 되돌아오는 전기적 신호를 형성하는 역할 • 증폭(Amplification), 보상(Compensation), 압축(Compression), 복조(Demodulation), 거부(Rejection)
Scan Converter	• 메모리(Memory) • 아날로그(Analog) Scan Converter, 디지털(Digital) Scan Converter
Display	픽셀(Picture Elements, Pixels)

02 영상 표시 방법(Modes of Display)

초음파 신호를 보내고 반사된 신호는 초음파 시스템에서 증폭되거나 압축 또는 변환 처리 과정을 거쳐서 모니터에 초음파 영상을 표시하는데, 영상을 표시하는 대표적인 모드 3종류를 간단하게 비교해 본다.

영상 표시 방법(Modes of Display)	
A-mode	• Amplitude Mode, 진폭 모드 • 파형의 높이(Height)는 에코의 진폭(Amplitude)이나 강도(Strength)를 의미
B-mode	• Brightness Mode, 밝기 모드 • 밝기의 정도는 에코의 강도(Strength)에 비례
M-mode	• Motion Mode, 움직임 모드 • 움직이는 장기(심장) 검사 시에 주로 이용되는 모드

03 대표적인 인공물(Artifacts)

(1) 해상력(Resolution)과 관련된 인공물

축방향 해상력 (Axial resolution)	빔(Beam)에 평행(Parallel)하게 위치한 두 반사체 간에 발생
측방향 해상력 (Lateral resolution)	빔(Beam)에 수직(Perpendicular)으로 위치한 두 반사체 간에 발생
반점(Speckle)	Scatter, Noise

(2) 전파속도(Propagation Speed)와 관련된 인공물

반향 (Reverberation)	• 반사가 강한 2개의 층 사이에서 반복적인 반사가 일어남(다중반사) • 신호(Signals)가 앞뒤로 바운싱(Bouncing)하면서 다른 깊이에서 인공물이 관찰되는 현상
굴절 (Refraction)	초음파 빔(Beam)이 한 매질(Medium)에서 다른 매질로 통과하면서 방향이 변하는 현상
거울 인공물 (Mirror artifact)	• 어떤 구조물이 강한 반사체에 의해 다른 면에도 보이게 되는 현상 • 횡격막(Diaphragm) 주위에서 자주 관찰되는 인공물(Artifact)
전파속도 오류 (Propagation Speed Error)	초음파 빔(Beam)이 한 매질에서 다른 매질로 통과할 때, 전파속도가 기준보다 빠르면 에코가 실제 위치보다 가깝게 표현되고, 전파속도가 기준보다 느리면 실제 위치보다 멀리 표현되는 현상

(3) 감쇠(Attenuation)와 관련된 인공물

그림자 (Shadowing)	강한 반사체나 감쇠가 강한 구조물 아래에서 에코의 강도(Strength)가 감소하여 나타남 예 담석(Gallstones)이나 신장결석(Renal calculi), 뼈(Bone) 등과 같은 구조물 아래에서 관찰됨
증강 (Enhancement)	약하게 감쇠하는 구조물 아래에서 에코가 증폭되어 나타남 예 방광과 같이 액체로 채워진 구조물 아래에서 관찰됨

(4) 그 외 인공물

혜성 꼬리 (Comet tail)	• 강한 반사체에 의해 형성되는 반향 인공물(Reverberation artifact)의 특이 케이스 중 한 예 • 수술용 클립(Surgical clip)이나 카테터(Catheter)와 같은 금속물(Metal) 또는 석회화(Calcification)와 관련 있음
울림 (Ring Down)	• 반향 인공물(Reverberation artifact)의 특이 케이스 중 한 예 • 공기 주머니(Air sac)의 경계면(Boundaries)에서 음향 저항(Acoustic impedance)이 일치하지 않아(Mismatch) 발생하는 것으로, 가스 기포(Gas bubbles, Air)와 관련 있음
측엽 (Side Lobes)	• 트랜스듀서의 Element size가 한정되어 있어 발생하는 현상 • 빔(Beam)의 중심(Center)과 가장자리(Edge) 간에 진동이 달라 영상에서 위치가 Off-axis하게 표현되어, 측방향 해상력(Lateral resolution)을 저하시키는 원인이 됨 • 단일 소자(Single-element)의 트랜스듀서에서 발생
쇄살대 엽 (Grating Lobes)	• 단어에서 연상되듯이, 여러 개의 작은 진동자들이 매우 좁게 밀집되어 있어 발생하는 현상 • 위상 배열형(Phased array) 트랜스듀서에서 관찰되며, 영상에서 위치가 Off-axis하게 표현됨

측엽 인공물(Side lobe artifact)을 감소시키는 방법은, 연속파(Continuous wave) 트랜스듀서를 사용하는 대신에 펄스파(Pulsed wave) 트랜스듀서를 사용하거나, Apodization 기법(: 주변의 중복 상 억제 기법)을 적용한다.

쇄살대 엽 인공물(Grating lobe artifact)을 감소시키는 방법은, 진동자의 폭을 $\frac{\lambda}{2}$ (λ : wavelength) 이하로 한다.

04 Overall Gain Control과 Time Gain Control(TGC) 비교

Overall Gain Control	• 모든 깊이에서 **전체적으로** Gain을 증가시키는 조절 장치 • 전체적으로 영상이 밝아짐
Time Gain Control	• = Time Gain **Compensation**, **Depth** Gain Compensation • 깊은 곳에 위치한 조직의 반사 신호를 증폭시킬 수 있기 때문에, 깊이에 상관없이 영상의 밝기를 동일하게 하는 효과를 줌

STEP 4 | 도플러 이미징과 혈역학(Doppler Imaging and Hemodynamics)

01 도플러 효과(Doppler effect)

도플러 효과(Doppler effect)란 파동을 유발시키는 파원(Wave Source)과 그 파동을 관찰하고 있는 관찰자(Observer) 사이에서 발생하는데, 이동하는 파원이 관찰자에게 가까워지면 파동의 주파수가 높아지고, 이동하는 파원이 관찰자에게서 멀어지면 파동의 주파수가 낮게 관찰되는 현상을 말한다.

이렇게 파동의 주파수와 관찰되는 주파수의 차이를 도플러 변이(Doppler Shift)라고 한다.

(1) 도플러 공식(Doppler equation)

초음파 검사에서 혈류가 흐르는 혈관을 검사한다고 했을 때, 초음파 신호는 흐르는 혈액의 적혈구에 반사되면서, 혈류의 속도나 혈류가 흐르는 방향에 따라 반사 신호의 주파수가 달라지면서 변화한다.

이렇게 처음에 보낸 주파수 신호와 반사되어 돌아온 주파수 신호의 차이를 도플러 변이 주파수(Doppler Shift frequency)라고 한다.

도플러 공식 (Doppler equation)	$$f_D = \frac{2f_o v \cdot \cos\theta}{c}$$ 여기서, f_D : 도플러 변이 주파수(Doppler Shift frequency) f_o : 동작 주파수(Operating frequency) v : 혈류속도(Blood velocity) θ : 입사각(Insonification angle) c : 전파속도(Propagation velocity)

도플러 공식에서 혈관벽에 대한 초음파의 입사 방향이 만들어 내는 각도에 따라 도플러 변이가 달라지기 때문에, 그 차이가 커질수록 오차가 발생하게 된다. 일반적으로 도플러 검사에서는 30~60° 사이의 각도가 가장 바람직하다.

☑ Tip

실전 SPI 문제에서, 도플러 공식을 이용하여 계산하는 문제가 출제되기도 하니, 기본 cosine 값은 알고 있어야 하며, 입사 각도가 90°에 까까워질수록 cosine 값이 작아지므로 도플러 변이가 작다.

- $\cos 0° = 1$
- $\cos 90° = 0$
- $\cos 180° = -1$

---

02 스펙트랄 분석(Spectral analysis)

도플러 신호에서 주파수의 분포(Distribution)와 주파수 변이의 정도(Magnitude of frequency shifts)를 분석하는 것으로, 스펙트랄 분석에 의해 주파수 대역폭(Frequency bandwidth)이 결정된다.

03 도플러 파워 모드(Doppler Power Mode)

도플러 파워 모드(Doppler Power Mode)는 혈류 속도(Flow velocity)를 표시하지 않으며, 약한 도플러 신호(Weak Doppler signals)에 대한 민감도(Sensitivity)가 높다는 특징이 있다.

04 신호 겹침 현상(Aliasing)과 나이퀴스트 한계(Nyquist Limit)

펄스파(PW) 초음파는 일정한 시간 간격을 두고 간헐적으로 신호를 주고받는데, 전송된 신호를 다시 받을 때 listening time의 시간 간격이 너무 길어지면, 전송된 신호의 일부가 검출되지 않을 가능성이 있다.

이렇게 신호를 검출하는 샘플링 비율(Sampling rate)이 너무 느리면 신호를 온전히 기록할 수 없게 되는데 그 한계를 **나이퀴스트 한계(Nyquist Limit)**라고 하며, 한계를 넘어선 신호는 180°를 초과하여 겹쳐지게 표시된다. 이것을 신호 겹침 현상(Aliasing)이라고 한다.

신호 겹침 현상(Aliasing)은 펄스파(PW) 도플러에서만 발생하는 현상으로, 연속파(CW) 도플러에서는 발생하지 않는다.

PART 01 | 핵심이론

신호 겹침 현상(Aliasing)	
발생 원인	• 검출 가능한 최대 도플러 변이 주파수가 $\frac{\text{PRF}}{2}$ 보다 더 클 때 발생한다. • $f_{DOP}(\max) = \frac{\text{PRF}}{2}$
제거 방법	• 속도나 주파수의 스케일(Scale)을 증가시킴 • 낮은 동작 주파수의 트랜스듀서를 사용 • 도플러 각(Angle)을 최대한 90°에 가깝게 올림 • 연속파(Continuous wave) 도플러를 사용 • High PRF Mode를 사용 • 기준선(Baseline)을 아래로 내림

STEP 5 | 환자케어와 QA(Patient Care and Quality Assurance)

01 생물학적 효과 (Bioeffects)

높은 강도의 초음파를 오랜 시간 동안 인체 조직에 주사하면 조직에 생물학적 효과를 발생시킬 수 있다. 초음파의 생물학적 효과는 크게 3가지로 분류된다.

열 효과(Thermal effect)란 초음파가 조직 내로 전달될 때 조직에 흡수되기도 하는데, 흡수된 초음파의 에너지가 열(Heating)로 전환되면서 조직의 온도를 상승시키는 원인이 된다.

공동현상(Cavitation)은 매질(Medium) 내에서 압력 변화(Pressure change)로 인해 가스 기포(Gas bubbles)가 형성되어 조직에 심한 상해(Tissue damage)를 일으킬 수 있다.

생물학적 효과(Bioeffects)	
열 효과 (Thermal effect)	• 감쇠(Attenuation) 기제(Mechanism)에 의해 발생하는 효과 • 41℃ 이상이면 태아(Fetus)에게 위험한 것으로 간주함
공동현상 (Cavitation)	Stable cavitation과 Transient cavitation의 2가지 형태로 구분
기계적 효과 (Mechanical effect)	열(Thermal) 효과와 공동현상(Cavitation)으로 분류되지 않는 모든 생물학적 효과를 일컬음

열 생물학적 효과(Thermal bioeffect)의 위험성이 가장 높은 방식의 초음파는 연속파(CW) 도플러이다.

초음파 기기의 Power는 **열 지수(TI ; Thermal Index)**와 **기계적 지수(MI ; Mechanical Index)**로 나타낼 수 있는데, 이 중에서 공동현상(Cavitiation)과 관련 있는 Index는 기계적 지수(MI)이다.

02 환자 노출 안전(Patient Exposure Safety)

SPTA(공간최대-시간평균)의 강도를 기준으로, 비-집속형(Unfocused) 트랜스듀서의 경우에는 100 mW/cm^{2}를 초과하지 않아야 하며, 집속형(Focused) 트랜스듀서의 경우에는 1,000 mW/cm^{2}를 초과해서는 안 된다.

초음파 기기 사용 시, 열 지수(TI ; Thermal index)는 2를 초과해서는 안 되며, 가급적 Power는 낮게 설정하고 Gain은 높게 설정하는 것이 좋다.

또한 환자 안전을 위해 ALARA(As Low As Reasonably Achievable) 원칙을 준수하여 가능한 낮은 수준을 유지하여 사용한다.

환자 노출 안전(Patient Exposure Safety)	
비-집속형 트랜스듀서 (Unfocused Transducer)	SPTA의 강도(Intensity) < 100 mW/cm^2
집속형 트랜스듀서 (Focused Transducer)	SPTA의 강도(Intensity) < 1,000 mW/cm^2 = 1 W/cm^2

- Thermal Index < 2
- Low Power and High Gain 사용
- ALARA(As Low As Reasonably Achievable) 원칙 준수

SPI 초음파 물리 한권으로 끝내기 ○─────────────────────────

PART

02

실전 모의고사

SPI **초음파 물리** 한권으로 끝내기

실전 모의고사

※ 문제 번호 위의 별표(★★)는 어려운 문제 표시로 공부하실 때 참고하시기 바랍니다.

001 음향 변수(Acoustic variables)의 파라미터(Parameters)로 적절하지 않은 것은?

Ⓐ Density, Temperature

Ⓑ Particle motion, Pressure

Ⓒ Compression, Refraction

Ⓓ Temperature, Particle motion

> **해설** 음파(Sound wave)가 전달되면서 여러 가지 변화를 일으키게 되는데, 이러한 변화를 일으키는 것을 음향 변수(Acoustic variables)라고 하며, 4대 음향 변수(Acoustic variables)에는 압력 (Pressure), 밀도(Density), 온도(Temperature), 파동(Particle motion)이 있다.

002 다음 중 소리(Sound)에 해당하는 것으로 가장 적절한 것은?

Ⓐ Electromagnetic, Longitudinal wave

Ⓑ Mechanical, Transverse wave

Ⓒ Electromagnetic, Transverse wave

Ⓓ Mechanical, Longitudinal wave

> **해설** 소리(Sound)는 매질(Medium)이 있어야 전파될 수 있으며, 매질이 없는 진공(Vacuum) 상태나 우주(Space)에서는 공기(Air)와 같은 매질이 없기 때문에 음파가 이동할 수 없다. 소리는 음파(Sound wave)와 매질 간에 물리적인 상호작용(Physical Interaction)을 통해 전달되는 기계파(Mechanical wave)이며 종파(Longitudinal wave)에 해당한다.

종파(Longitudinal wave)와 횡파(Transverse wave)의 비교	
종파 (Longitudinal wave)	파동(Particle motion)이 진동하는 방향(Back and Forth)과 이동해 나가는 방향이 서로 평행(Parallel)하게 이동
횡파 (Transverse wave)	파동(Particle motion)이 진동하는 방향과 이동해 나가는 방향이 서로 직각(Perpendicular)으로 이동

- 물리적 상호작용(Physical Interaction) : 음파가 매질을 통과하면서 감쇠(Attenuation)하게 되고, 매질 내에서 생물학적 효과(Bioeffects)를 일으키는 것을 의미한다.

★★
003 진단 초음파(Diagnostic Ultrasound) 영역에서 주로 사용되는 주파수의 범위에 해당하지 않은 것은?

Ⓐ 5 to 7.5 MHz

Ⓑ 500 to 1,500 kHz

Ⓒ 0.01 GHz

Ⓓ 0.005 to 0.012 GHz

해설 진단 초음파(Diagnostic Ultrasound) 영역에서 주로 사용되는 주파수 범위(Frequency Range)는 대략 2~12 MHz이다. Ⓑ의 500 to 1,500 kHz는 단위를 변환하면 0.5~1.5 MHz이며, 진단 초음파 영역에서 주로 사용되는 주파수보다 더 낮으므로 진단 초음파 영역에서 주로 사용되는 주파수 범위에 해당하지 않는다. Ⓒ의 0.01 GHz는 단위를 변환하면 10 MHz이며, Ⓓ의 0.005 to 0.012 GHz는 5~12 MHz이므로, Ⓑ를 제외한 나머지 3개의 선택지는 모두 진단 초음파 영역에서 주로 사용되는 주파수 범위에 해당한다.

※ 기본 단위의 변환을 이해하고 있어야 단위의 함정을 피할 수 있다.

수학적 기본 단위의 약어(Metric abbreviation) 비교					
약 어	명 칭	의 미	약 어	명 칭	의 미
G	giga	10^9	n	nano	10^{-9}
M	mega	10^6	μ	micro	10^{-6}
k	kilo	10^3	m	milli	10^{-3}
h	hecto	10^2	c	centi	10^{-2}
da	deca	10^1	d	deci	10^{-1}

004 연부 조직(Soft tissue) 내 음파(Sound wave)의 평균 전파속도(Average Propagation velocity)로 가장 알맞은 것은?

Ⓐ 1,540 mm/s

Ⓑ 1,540 cm/s

Ⓒ 1.54 m/μs

Ⓓ 1.54 mm/μs

> 해설 연부 조직(Soft tissue) 내 음파(Sound wave)의 평균 전파속도(Average Propagation velocity)는 1,540 m/s이며, 1,540 m/s = 1.54 mm/μs이다.

005 연속파(Continuous wave) 도플러에 대한 설명으로 적절한 것은?

Ⓐ 최대 속도를 측정하는 데 제한이 있다.

Ⓑ 미세한 속도를 측정하는 데 제한이 있다.

Ⓒ 깊이(Depth)에 대한 정보가 없다.

Ⓓ 송신(Transmitting signals)과 수신(Receiving signals)이 간헐적(Intermittent)으로 이루어진다.

> 해설 연속파(Continuous wave) 도플러의 장점은 최대 속도(Maximum velocity)를 측정하는 데 제한이 없으나, 깊이(Depth)에 대한 정보가 없다는 단점이 있다(Range Ambiguity). 이와 반대로, 펄스파(Pulsed wave) 도플러는 깊이에 대한 정보를 얻을 수 있으나(Range Specificity), 측정 가능한 속도에 제한이 있어 검출 가능한 최대 도플러 변이 주파수가 $\frac{\text{PRF}}{2}$보다 더 클때 신호 겹침 현상(Aliasing)이 발생하게 된다.
>
> **연속파(CW)**
> 신호의 송신(Transmitting signals)과 수신(Receiving signals)이 동시에 연속적으로(Simultaneously and continuously) 이루어진다.

006 축방향 해상력(Axial resolution)과 SPL과의 관계를 나타낸 공식으로 가장 적절한 것은?

Ⓐ $SPL \times 2$

Ⓑ $\dfrac{SPL}{2}$

Ⓒ $(SPL)^2$

Ⓓ $\sqrt{SPL}$

 해설

SPL이란 Spatial Pulse Length로 공간 펄스 길이를 의미하며, SPL을 반으로 나눈 값은 축방향 (Axial) 해상력과 같다.

축방향 해상력(Axial resolution)$= \dfrac{SPL}{2}$

★★
007 영상의 깊이가 6 cm일 때, 펄스 반복 주기(PRP)를 계산한 값으로 가장 적절한 것은?

Ⓐ $0.08\,\mu s$

Ⓑ $0.08\,ms$

Ⓒ $1.25\,\mu s$

Ⓓ $1.25\,ms$

해설

일반적으로 영상의 깊이(Imaging depth) 1 cm당, 펄스 반복 주기(PRP)는 13 μs의 시간이 소요된다. 펄스 반복 주기(PRP)는 13 μs/cm × 영상 깊이(Imaging depth, cm)의 공식에 따라 계산하면 13 μs/cm × 6 cm = 78 μs이며, 단위를 ms로 환산하면 = 0.078 ms이므로, 선택지 중에서 ≒ 0.08 ms가 정답으로 가장 적절하다.

※ 계산식은 쉽고 간단하나, 단위 변환 때문에 마지막에 실수할 수 있는 문제이므로, 단위 확인과 변환에 주의하자.

008 열 생물학적 효과(Thermal bioeffect)의 위험성이 가장 높은 방식의 초음파 모드는?

Ⓐ Color Imaging Doppler

Ⓑ 2D B-mode Imaging

Ⓒ Pulsed wave Doppler

Ⓓ Continuous wave Doppler

 연속파 도플러(Continuous wave Doppler)는 반복 인자(Duty Factor)가 1(=100%)이므로, 열 생물학적 효과(Thermal bioeffect)의 위험성이 가장 높다.

009 다음 보기 중에서 프레임률(Frame rate)을 감소시키는 조작 방법으로 바르게 묶인 것은?

┤보기├

① 전송 주파수(Transmit frequency)를 증가시킨다.
② 영상 크기(Image Size)를 증가시킨다.
③ 한 프레임당 전송되는 음향 선(Acoustic lines)의 개수를 증가시킨다.
④ 영상 깊이(Imaging depth)를 감소시킨다.

Ⓐ ① - ②   Ⓑ ② - ③

Ⓒ ③ - ④   Ⓓ ① - ④

- 프레임률(Frame rate)에 영향을 주는 파라미터(Parameters)는 영상의 크기(Image Size), 영상의 깊이(Imaging depth), 전송되는 음향 선(Acoustic lines)의 밀도 등과 관련이 있다. 영상의 크기가 클수록, 영상의 깊이가 깊을수록, 한 프레임당 전송되는 음향 선(Acoustic lines)의 개수가 많을수록 프레임률(Frame rate)은 감소한다.
- 전송 주파수(Transmit frequency)는 프레임률(Frame rate)에 영향을 주는 인자가 아니다.

010 다음 문장의 괄호 안에 들어갈 적절한 단어로 바르게 짝지어진 것은?

> ┤보 기├
>
> 펄스파 모드(Pulsed wave mode)의 전송 주파수(Transmit frequency)는 (①)에 의해 결정되며, 연속파 모드(Continuous wave mode)의 전송 주파수(Transmit frequency)는 (②)에 의해 결정된다.

	①	②
Ⓐ	Crystal Thickness	Frequency of The Excitation Voltage
Ⓑ	Frequency of The Excitation Voltage	Crystal Thickness
Ⓒ	Crystal Thickness	Propagation velocity in The Crystal
Ⓓ	Frequency of The Excitation Voltage	Propagation velocity in The Crystal

해설
트랜스듀서(Transducer)에서 전송 주파수(Transmit frequency)를 결정하는 인자는 펄스파 모드(PW ; Pulsed wave mode)와 연속파 모드(CW ; Continuous wave mode)에서 서로 다르다. 펄스파 모드(PW Mode)에서는 크리스털의 두께(Crystal Thickness)와 크리스털 내 전파속도(Propagation velocity in Crystal)에 따라 전송 주파수가 결정되며, 연속파 모드(CW Mode)에서는 여기 전압(Excitation Voltage)의 주파수에 따라 전송 주파수가 결정된다.

★★
011
다음 보기 중에서 하모닉(Harmonic) 영상의 특성으로 적절한 것을 모두 고르면?

┤보기├
① 측방향 해상력(Lateral resolution)이 저하된다.
② 쇠살대 엽 인공물(Grating lobes artifact)이 증가한다.
③ 초음파의 투과 깊이(Penetration depth)가 증가한다.
④ 영상 내 잡음(Clutter)이 감소한다.

(A) ① – ②   (B) ① – ② – ③
(C) ③ – ④   (D) ④

> **해설** 하모닉(Harmonic) 영상이란 기본 주파수(Fundamental frequency)에서 신호를 보내고, 이를 다시 기본 주파수의 2배에 해당하는 높은 주파수로 신호를 받는 것에 기반한 원리로, 반향(Reverberation) 이나 쇠살대 엽 인공물(Grating lobes artifact)을 감소시켜서 측방향 해상력(Lateral resolution)을 향상시키고, 영상 내 잡음(Clutter)을 감소시킨다는 장점이 있다. 그러나 초음파의 투과 깊이 (Penetration depth)가 감소하기 때문에, 깊은 곳에 위치한 구조물을 관찰하기가 어렵다는 단점이 있다.

012
초음파의 생물학적 효과(Bioeffects)를 고려한 올바른 기기 사용 방법으로 가장 적절한 것은?

(A) Transmit power와 received gain은 가급적 낮게 설정한다.
(B) Transmit power는 높게, Received gain은 낮게 설정한다.
(C) Received gain은 높게, Transmit power는 낮게 설정한다.
(D) 조영제(Contrast)를 사용하는 검사는 기계적 지수(Mechanical Index)를 높게 설정한다.

초음파 기기에서 전송 파워(Transmit power)를 높이게 되면 생물학적 효과(Bioeffects)가 증가하므로, 가급적 전송 파워(Transmit power)를 낮추고 게인(Received gain)은 높게 설정하여 사용하는 것이 좋다.

초음파의 기계적 지수(MI ; Mechanical Index)
공동(Cavitation) 효과의 발생 가능성을 가장 잘 나타내는 지표로, 기계적 지수(MI)가 높을수록 초음파의 생물학적 위해(Damage) 가능성이 커진다. 조영제(Contrast)를 사용하는 초음파 검사 시, 기계적 지수(MI)는 낮게 설정하여 사용해야 한다.

013 스펙트랄 도플러(Spectral Doppler)에서 이용되는 원리로, 감지되는 신호에서 주파수 변이(Frequency Shift)를 평가하고 도플러 신호를 처리하는 기법으로 가장 적절한 것은?

Ⓐ Bernoulli's principle
Ⓑ Snell's law
Ⓒ Nyquist theory
Ⓓ Fast Fourier Transform

 스펙트랄 도플러(Spectral Doppler)에서, 주파수 변이(Frequency Shift)를 처리하는 기법으로 빠른 퓨리에 변환(FFT ; Fast Fourier Transform) 이론을 이용한다.

Ⓐ 베르누이 이론(Bernoulli's principle) : 흐르는 액체의 속도가 증가하면 압력이 감소하고, 흐르는 속도가 감소하면 압력이 증가한다는 이론으로, 유체의 속도와 압력 변화의 관련성을 설명한다.

Ⓑ 스넬의 법칙(Snell's law) : 2개 물질 사이의 경계면(Interface)에서 파의 속도(Wave velocity)에 차이가 있을 때 발생하며, 파동이 굴절(Refraction)하는 현상을 설명하는 법칙으로 스펙트랄 도플러(Spectral Doppler)에서 주로 언급되는 이론은 아니다.

Ⓒ 나이퀴스트 이론(Nyquist theory) : 신호 겹침 현상(Aliasing)을 설명하는 이론이다.

★★
014 펄스 반복 주파수(PRF)가 14 kHz일 때, "신호 겹침 현상(Aliasing)이 관찰되지 않는" 최대 도플러 변이(Maximum Doppler Shift)를 계산하면?

Ⓐ 14 kHz
Ⓑ 28 kHz
Ⓒ 6.9 kHz
Ⓓ 7.1 kHz

나이퀴스트 이론(Nyquist theory)에 입각하여, 최대 도플러 변이를 구하는 공식은 $f_{DOP}(\mathrm{max})$ $= \dfrac{PRF}{2}$ 이며, 공식에 대입하면 $\dfrac{14\,\mathrm{kHz}}{2}$ 이므로, 최대 도플러 변이는 7 kHz가 된다. 따라서 최대 도플러 주파수 변이가 7 kHz를 초과하는 경우 신호 겹침 현상(Aliasing)이 발생하므로, 선택지 중에서 7 kHz 미만인 6.9 kHz가 정답이 된다.

015 펄스 반복 주기(PRP)가 0.2 m/sec일 때, 최대 도플러 변이(Maximum Doppler Shift)를 계산한 값으로 맞는 것은?

Ⓐ 2.5 kHz   Ⓑ 5 kHz

Ⓒ 10 kHz   Ⓓ 20 kHz

 $PRF = \dfrac{1}{PRP}$ 이며, 공식에 대입하면 $PRF = \dfrac{1}{0.2\mathrm{ms}} = 5\ \mathrm{kHz}$ 이다. 따라서 $f_{DOP}(\mathrm{max})$ $= \dfrac{PRF}{2} = \dfrac{5\,\mathrm{kHz}}{2} = 2.5\ \mathrm{kHz}$ 이며, 참고로 최대 도플러 주파수 변이값이 2.5 kHz를 초과하는 경우에 신호 겹침 현상(Aliasing)이 발생한다.

016 최대 도플러 변이(Maximum Doppler Shift)가 6 kHz일 때, 펄스파(Pulsed wave) 도플러에서 최소 펄스 반복 주파수(PRF)로 적절한 것은?

Ⓐ 12 kHz

Ⓑ 6 kHz

Ⓒ 3 kHz

Ⓓ 2 kHz

 $f_{DOP}(\mathrm{max}) = \dfrac{PRF}{2}$ 에서 $PRF = 2 \times f_{DOP}(\mathrm{max})$ 이므로, 펄스 반복 주파수(PRF)는 적어도 도플러 변이(Doppler Shift)의 2배는 되어야 한다. 따라서 $PRF = 2 \times 6\ \mathrm{kHz} = 12\ \mathrm{kHz}$ 가 된다.

017 ★★ 다음 중 신호 겹침 현상(Aliasing)을 제거하기 위한 조작법으로 맞는 것을 모두 고르면?

┤보 기├

① 펄스 반복 주파수(PRF)를 증가시킨다.
② 펄스 반복 주기(PRP)를 감소시킨다.
③ 연속파(Continuous wave) 대신에 펄스파(Pulsed wave) 도플러를 사용한다.
④ 트랜스듀서의 동작 주파수(Operating frequency)를 높인다.
⑤ 도플러 변이(Doppler Shift)를 증가시킨다.

Ⓐ ① - ②   Ⓑ ① - ② - ③
Ⓒ ③ - ④ - ⑤   Ⓓ ④ - ⑤

해설

- 신호 겹침 현상(Aliasing)은 검출 가능한 최대 도플러 변이 주파수가 $\frac{PRF}{2}$ 보다 클 때 발생하므로, 신호 겹침 현상을 제거하려면 펄스 반복 주파수(PRF)를 증가시키거나, 펄스 반복 주기(PRP)를 감소시켜야 한다(PRF와 PRP는 서로 상반되는 관계).
- 도플러 공식(Doppler equation)에서 도플러 변이(Doppler Shift)는 동작 주파수(Operating frequency)에 비례하기 때문에, 동작 주파수를 높게 하면 도플러 변이가 커지고, 도플러 변이가 커질수록 신호 겹침 현상을 유발할 가능성이 높아진다.
- 연속파(Continuous wave) 도플러는 최대 속도를 검출하는 데 제한이 없기 때문에 신호 겹침 현상이 발생하지 않는다.

018 초음파 영상에서 인공물(Artifact)이 발생하는 일반적인 원인으로 가장 적합한 것을 고르면?

Ⓐ 깊이에 따른 흡수(Absorption)

Ⓑ 낮은 민감도(Sensitivity)

Ⓒ 낮은 특이도(Specificity)

Ⓓ 정반사체(Specular reflectors)

초음파 영상에서 인공물(Artifact)이 발생하는 주된 원인으로, 선택지 중에서 가장 적합한 답을 고르면 주로 정반사체(Specular reflectors)에 의해 인공물이 발생한다고 볼 수 있다.
- 정반사 : 반사면(Reflecting surface)이 크고 매끈한(Large & Smooth) 표면일 때 발생하며 정반사체의 예로는 횡격막(Diaphragm), 바늘(Needle Tip), 뼈(Bone), 힘줄(Tendon), 석회화(Calcification), 가스 기포(Gas bubbles) 등이 있다.

019 초음파 영상에서 관찰되는 어떤 구조물의 영상이, 인공물(Artifact)에 의한 허상(False imaging)인지 평가하고자 할 때, 시도해 볼 수 있는 접근법으로 가장 적절한 것은?

Ⓐ Transmit power를 올린다.
Ⓑ Incident angle을 변경한다.
Ⓒ Received gain을 올린다.
Ⓓ 영상의 FOV(Field of View)를 크게 한다.

 일반적으로 초음파 영상에서 인공물(Artifact)이 발생하는 주된 원인은 정반사체(Specular reflectors)에 의한 것으로, 초음파 입사각(Incident angle)에 따라 결정되는데(Angle dependant), 정반사는 입사각과 반사각(Reflective angle)이 서로 동일한 경우에 발생한다.

020 다음 중에서 측방향 해상력(Lateral resolution)과 관련이 있는 인공물(Artifact)은?

Ⓐ Grating lobes artifact
Ⓑ Reverberation
Ⓒ Comet tail artifact
Ⓓ Propagation Speed Error

해설 측방향 해상력(Lateral resolution)과 관련이 있는 대표적인 인공물은 쇠살대 엽 인공물(Grating lobes artifact)과 측엽 인공물(Side lobes artifact) 등이 있다.

- 쇠살대 엽 인공물(Grating lobes artifact) : 여러 개의 작은 진동자들이 매우 좁게 밀집되어 발생하는 현상으로, 위상 배열형(Phased array) 트랜스듀서에서 관찰되며, 영상에서 구조물의 위치가 Off-axis로 표현된다.
- 측엽 인공물(Side lobes artifact) : 트랜스듀서의 Element size가 한정되어 있어 발생하는 현상으로, 빔(Beam)의 중심(Center)과 가장자리(Edge) 간에 진동이 달라, 영상에서 구조물의 위치가 Off-axis하게 표현되어 측방향(Lateral) 해상력을 저하시키는 원인이 된다.

021 7 cm의 깊이에서 전파속도(Propagation Speed)가 1,300 m/s일 때, 맞는 설명은?

Ⓐ 7 cm의 깊이 아래에 있는 구조물은 실제 위치보다 더 얕은 위치에서 보인다.

Ⓑ 7 cm의 깊이 아래에 있는 구조물은 실제 위치보다 더 깊은 위치에서 보인다.

Ⓒ 7 cm의 깊이 위에 있는 구조물은 실제 위치보다 더 얕은 위치에서 보인다.

Ⓓ 7 cm의 깊이 위에 있는 구조물은 실제 위치보다 더 깊은 위치에서 보인다.

해설 문제에서 전파속도(Propagation Speed)가 1,300 m/s이라면, 초음파에서 가정하고 있는 1,540 m/s의 속도보다 더 느리기 때문에, 초음파 신호가 트랜스듀서로 되돌아오는 데 더 오랜 시간이 걸리게 된다. 따라서 모니터 화면상, 구조물이 실제 위치보다 더 먼(=깊은) 곳에 위치하고 있는 것으로 디스플레이 한다.

022 인공물(Artifact)에 대한 설명으로 적합한 것은?

Ⓐ Shadowing 현상은 강한 반사체(Reflectors)나 흡수체(Absorber) 아래에서 초음파 빔(Beam)의 강도(Intensity)가 증가하기 때문에 발생한다.

Ⓑ 굴절(Refraction)은 구조물의 아래에서 인공물을 생성한다.

Ⓒ Grating lobes artifact는 구조물의 측면에(Laterally) 인공물을 생성한다.

Ⓓ Comet tail artifact는 구조물의 측면에(Laterally) 인공물을 생성한다.

쇄살대 엽 인공물(Grating lobes artifact)과 굴절(Refraction) 현상에 의한 인공물(Artifact)은 구조물의 측면에(Laterally) 인공물을 만들기 때문에 측방향(Lateral) 해상력과 깊은 관련이 있다.

그림자(Shadowing) 현상은 강한 반사체(Reflectors)나 흡수체(Absorber) 아래에서 초음파 빔의 강도(Intensity)가 감소(증가 ✕)하여 나타나는 현상이며, 혜성 꼬리 인공물(Comet tail artifact)은 구조물의 아래(측면 ✕)에서 인공물을 생성한다.

---

023 그림자(Shadowing) 현상과 증강(Enhancement) 현상에 관한 설명으로 맞는 것은?

Ⓐ Enhancement 현상은 뼈(Bone) 구조물 아래에서 주로 관찰된다.

Ⓑ Shadowing 현상은 방광(Bladder) 아래에서 주로 관찰된다.

Ⓒ 액체(Fluid-filled) 구조물에서는 초음파 빔(Beam)의 감쇠(Attenuation)가 적기 때문에 흡수(Absorption) 현상이 관찰되지 않는다.

Ⓓ Shadowing 현상은 석회화된(Calcified) 구조물 아래에서 주로 관찰된다.

 • 증강(Enhancement) 현상은 방광(Bladder) 아래에서, 그림자(Shadowing) 현상은 뼈(Bone)나 석회화된(Calcified) 구조물 아래에서 주로 관찰된다.
• 액체(Fluid-filled) 구조물에서는 초음파 빔(Beam)의 감쇠(Attenuation)가 적고 흡수(Absorption)가 미미하기 때문에, 증강(Enhancement) 현상이 관찰된다.

024 다음 보기 중 컬러 도플러(Color Doppler)에서 신호 겹침 현상(Aliasing)이 발생하는 데 직접적인 관련이 있는 파라미터로 적합한 것을 모두 고르면?

┤보 기├

① 컬러 박스(Color Box)의 최대 깊이(Maximum depth)
② 컬러 박스(Color Box)의 폭(Width)
③ 컬러(Color)의 펄스 반복 주파수(PRF)
④ 전송 주파수(Transmit frequency)

Ⓐ ① - ②   Ⓑ ② - ③ - ④
Ⓒ ③ - ④   Ⓓ ① - ③ - ④

• 컬러 박스(Color Box)의 최대 깊이(Maximum depth)가 깊어질수록, 신호를 보내고 다시 되돌아오는 데 오랜시간이 걸린다. 따라서 영상 깊이가 깊어지면 펄스 반복 주파수(PRF)가 낮아지고, 펄스 반복 주파수(PRF)가 낮아지면 신호 겹침 현상(Aliasing)이 발생할 가능성이 높아진다.
• 전송 주파수(Transmit frequency)는 도플러 변이(Doppler Shift)에 영향을 주는 파라미터로, 전송 주파수를 높이면 도플러 변이(Doppler Shift)가 커지고, 도플러 변이가 크면 신호 겹침 현상 (Aliasing)을 유발할 가능성이 높다.
• 컬러 박스(Color Box)의 폭(Width)은 프레임 시간(Frame time)에 영향을 미치기 때문에 시간 해상도(Temporal resolution)와 관련 있는 파라미터이며, Aliasing과 직접적인 관련은 없다.

025 스펙트럼(Spectrum)에서 최대 속도(Peak velocity)를 구했더니 실제보다 15% 정도 과대 평가(Overestimation)되었다고 여겨진다. 다음 보기 중에서 최대 속도를 과대평가하게 된 원인으로 적합한 것을 모두 고르면?

┤보 기├

① 도플러 각(Angle)을 실제보다 작게 설정하였기 때문
② 표재성 혈류(Superficial flow) 측정 시, Received gain을 증가시켰기 때문
③ 표재성 혈류(Superficial flow) 측정 시, Transmit power를 증가시켰기 때문
④ 민감도가 저하되었기 때문(Poor sensitivity)

Ⓐ ① - ②   Ⓑ ② - ③
Ⓓ ① - ④   Ⓒ ③ - ④

• 표재성 혈류(Superficial flow) 측정 시, Received gain이나 Transmit power를 과하게 높이면, Over gaining되어서 최대 속도가 실제 수치보다 더 크게 측정될 수 있는데, 이를 개화 인공물(Blossoming artifact)이라고 한다.

• 도플러 공식 $f_D = \dfrac{2f_o v \cdot \cos\theta}{c}$ 에서 속도(v)를 구하는 공식으로 변환하면, 속도(v)$= \dfrac{c \cdot f_D}{2f_o \cos\theta}$

이므로, cosineθ가 분모로 가기 때문에 cosθ 값이 작을수록 속도(v)는 커진다. cosineθ 값은 도플러 각이 90°에 가깝게 커질수록 작아지므로, 도플러 각이 클수록 계산된 속도(v)가 커지므로 실제보다 과대평가(Overestimation)하게 되고, 도플러 각이 작을수록 계산된 속도(v)가 작아져 실제보다 과소평가(Underestimation)하게 된다.

• 민감도(Sensitivity)가 낮으면, 발생하는 신호를 다 감지하지 못하므로 실제 수치보다 결과가 과소평가(Underestimation)된다(과대 ×).

---

026 열 생물학적 효과(Thermal bioeffect)의 위험성을 예측하는 데 가장 적합한 강도(Intensity)를 의미하는 지표(Indicator)는?

Ⓐ Spatial Pulse – Temporal Average
Ⓑ Spatial Peak – Temporal Average
Ⓒ Spatial Average – Temporal Average
Ⓓ Spatial Average – Temporal Peak

 열 생물학적 효과(Thermal Bioeffect)의 위험성을 예측하는 데 가장 적합한 강도는 공간최대–시간평균(SPTA ; Spatial Peak – Temporal Average)이다.

---

027 기계 생물학적 효과(Mechanical bioeffect)의 위험성을 예측하는 데 가장 적합한 강도(Intensity)를 의미하는 지표(Indicator)는?

Ⓐ Spatial Average – Temporal Average
Ⓑ Spatial Average – Pulse Peak
Ⓒ Spatial Peak – Temporal Average
Ⓓ Spatial Peak – Pulse Average

기계 생물학적 효과(Mechanical Bioeffect)의 위험성을 예측하는 데 가장 적합한 강도는 공간최대 – 펄스평균(SPPA ; Spatial Peak-Pulse Average)이며, 열 생물학적 효과(Thermal bioeffect)와 구분해야 한다.

028 가장 높은 강도에서 낮은 강도(Intensity)의 순서대로(The Highest to Lowest) 바르게 나열된 것은?

Ⓐ SPTP – SPPA – SAPA – SATA

Ⓑ SPTP – SPPA – SATA – SAPA

Ⓒ SATA – SAPA – SPPA – SPTP

Ⓓ SATA – SAPA – SPTP – SPPA

 피크값(Peak)은 평균값(Average)보다 항상 크다는 것을 기억하고, 강도가 가장 큰 값은 Spatial Peak-Temporal Peak이며 가장 작은 값은 Spatial Average-Temporal Average이다.

6가지 강도(Intensities)	
SPTP(Highest)	Spatial Peak-Temporal Peak(공간최대-시간최대)
SATP	Spatial Average-Temporal Peak(공간평균-시간최대)
SPTA	Spatial Peak-Temporal Average(공간최대-시간평균)
SAPA	Spatial Average-Pulse Average(공간평균-펄스평균)
SPPA	Spatial Peak-Pulse Average(공간최대-펄스평균)
SATA(Lowest)	Spatial Average-Temporal Average(공간평균-시간평균)

PART 02 | 실전 모의고사

029 열 생물학적 효과(Thermal bioeffect)의 위험성이 가장 높은 방식에서 낮은 방식의 순서대로 바르게 나열된 것은?

Ⓐ 2D – Color Doppler – PW Dopper – CW Doppler

Ⓑ Color Doppler – CW Dopper – 2D – PW Doppler

Ⓒ PW Dopper – CW Doppler – 2D – Color Doppler

Ⓓ CW Doppler – PW Dopper – Color Doppler – 2D

- 열 생물학적 효과(Thermal bioeffect)는 반복 인자(Duty Factor)가 높을수록, 비-스캔 방식 (Non-scanned modality)일수록 그 효과의 위험성이 커지게 된다.
- 연속파 도플러(CW doppler)는 반복 인자가 1이면서 비-스캔 방식이므로, 열 생물학적 위험성이 가장 크다.

비-스캔 방식 (Non-scanned modality)	PW Doppler, CW Doppler, M-mode, A-mode
스캔 방식 (Scanned modality)	2D

※ Color Doppler는 경우에 따라 스캔 방식 또는 비-스캔 방식으로 분류될 수 있다.

- 기계 생물학적 효과(Mechanical bioeffect)의 위험성은 스캔 방식(Scanned Modality)에서 크다.

030 초음파 트랜스듀서의 특별한 형태로, 음압 영역(Acoustic pressure fields)을 측정하는데 이용되는 것은?

Ⓐ 압전 소자(Piezoelectric element)

Ⓑ 압축기(Compressor)

Ⓒ 분광계(Spectrometer)

Ⓓ 수중 음향 탐지기(Hydrophone)

초음파 트랜스듀서의 특별한 형태로, 음압 영역(Acoustic pressure fields)을 측정하는 데 이용되는 기구는 수중 음향 탐지기(Hydrophone)이며, 큰 사이즈의 물탱크(Water Tank) 내에서 음향 파워 (Acoustic power)를 측정한다.

031 흐르는 혈류(Blood Flow)의 저항(Resistance)에 가장 큰 영향을 미치는 변수(Variables)로 가장 적합한 것은?

Ⓐ Length

Ⓑ Area

Ⓒ Pressure

Ⓓ Radius

 저항의 공식(Resistance equation)을 살펴보면, 저항(R)= $\dfrac{8L\eta}{\pi r^4}$ 으로 L은 길이(Length), η은 유체의 점성(Flow Viscosity)을 의미하고(서로 비례 관계), r은 반경(Radius)을 의미하는 데 4제곱에 반비례한다. 이는 혈관의 반경(Radius)이 조금만 변하더라도 저항이 크게 변하는 것을 의미하기 때문에 흐르는 혈류의 저항에 가장 큰 영향을 미치는 변수는 반경이 된다.

032 정상 심혈관계(Cardiovascular system)에서 저항(Resistance)이 가장 큰 혈류는?

Ⓐ 하대정맥(Inferior Vena Cava)

Ⓑ 소정맥(Venules)

Ⓒ 세동맥(Arterioles)

Ⓓ 모세혈관(Capillaries)

 정상 심혈관계(Cardiovascular system)에서 저항(Resistance)이 가장 큰 혈류는 선택지 중에서 세동맥(Arterioles)이다. 세동맥의 세포벽은 근육성 세포로 이루어져 있어 평활근 수축을 통해서 혈류를 국소적으로 조절하는 대표적인 저항 혈관으로 작용한다.

※ 모세혈관은 정답의 함정이니, 주의하자.

033 정상 심혈관계(Cardiovascular system)에서 저항(Resistance)이 가장 작은 혈류는?

Ⓐ 대정맥(Vena Cava)

Ⓑ 대동맥(Aorta)

Ⓒ 세동맥(Arterioles)

Ⓓ 모세혈관(Capillaries)

 정상 심혈관계(Cardiovascular system)에서 저항(Resistance)이 가장 작은 혈류는 선택지 중에서 대정맥(Vena Cava)이다.

034 혈관의 반경(Radius)이 2배 감소하면, 저항(Resistance)은 어떻게 변하는가?

Ⓐ 1/2로 감소한다.

Ⓑ 2배 증가한다.

Ⓒ 4배 증가한다.

Ⓓ 16배 증가한다.

 저항의 공식에서, 저항(R)$= \dfrac{1}{r^4}$ 이므로 저항(Resistance)은 반경(Radius)의 4제곱에 반비례한다. 따라서 혈관의 반경(Radius)이 2배 감소하면, $2^4 = 16$으로 저항은 16배 증가한다.

035 초음파 검사 시, 환자 노출 안전(Patient Exposure Safety)을 위해서 ALARA(As Low As Reasonably Achievable) 원칙을 준수해야 한다. 다음 중에서 ALARA 원칙에 따른 적합한 사용 방법은?

Ⓐ Time Gain Compensation은 항상 고정된 값을 사용한다.

Ⓑ Transmit power는 낮게 설정하여 사용한다.

Ⓒ Gain은 낮게 설정하여 사용한다.

Ⓓ 낮은 주파수(Frequency)의 트랜스듀서를 사용한다.

ALARA 원칙에 따라 전송 파워(Transmit power)는 낮게, 게인(Gain)은 높게 설정해야 한다. Ⓐ TGC(Time Gain Compensation)는 깊이에 따라 초음파가 감쇠되는 정도를 고려하여 적절히 조정해서 사용하며, Ⓓ 검사하고자 하는 장기(Organs)에 따라 초음파의 투과 깊이를 고려하여 적절한 주파수의 트랜스듀서를 선택하여 사용하는 것이 바람직하다.

036 다음 보기 중에서 저항(Resistance)에 관한 설명으로 올바른 것은?

┤보 기├
① 반경(Radius)이 커질수록 저항이 작아진다.
② 길이(Length)가 길수록 저항이 작아진다.
③ 점성(Viscosity)이 증가할수록 저항이 증가한다.
④ 점성(Viscosity)은 저항에 가장 큰 영향을 미치는 변수이다.

Ⓐ ① - ②
Ⓑ ③ - ④
Ⓒ ① - ③
Ⓓ ② - ④

해설
저항의 공식(Resistance equation) $= \dfrac{8L\eta}{\pi r^4}$

저항(Resistance)은 길이(Length, L)와 점성(Viscosity, η)에 비례하고, 반경(Radius, r)의 4제곱에 반비례하므로, 길이(Length)와 점성(Viscosity)이 커질수록 또는 반경(Radius)이 작을수록 저항이 증가하게 된다. 따라서 반경(Radius)이 커질수록 저항이 작아지며, 길이(Length)가 길수록 저항이 커지며, 점성(Viscosity)이 증가할수록 저항이 증가하고, 저항에 가장 큰 영향을 미치는 변수는 점성이 아니라 반경이다.

037 수중 음향 탐지기(Hydrophone)를 통해서 측정하고자 하는 것으로 가장 적합한 것은?

Ⓐ Thermal bioeffect 　　　　　Ⓑ Cavitation

Ⓒ Temperature 　　　　　　　Ⓓ Acoustic pressure fields

 수중 음향 탐지기(Hydrophone)로 측정하고자 하는 것은 음압 영역(Acoustic pressure fields)이다.

038 다음 중 맞지 않는 설명은?

Ⓐ Frequency가 증가하면 초음파 빔(Beam)의 투과 깊이(Penetration depth)가 감소한다.

Ⓑ Propagation Speed는 매질(Medium)의 밀도(Density)와 경도(Stiffness)에 따라 결정된다.

Ⓒ Frequency와 Wavelength는 서로 반비례 관계이다.

Ⓓ Frequency와 Period는 서로 비례 관계이다.

 주파수(Frequency)와 주기(Period)는 서로 상반되는 역의 관계에 있기 때문에, 주파수가 증가하면 주기는 짧아진다. Ⓐ, Ⓑ, Ⓒ는 모두 맞는 설명이다.

※ 참고로 전파속도(Propagation Speed)는 매질(Medium)의 밀도(Density)와 경도(Stiffness)에 따라 결정되는 매질의 고유한 특성이며, 사용자가 변경할 수 있는 파라미터가 아님을 알고 있어야 한다.

039 측방향 해상력(Lateral resolution)이 가장 뛰어난 영역은?

Ⓐ Near field

Ⓑ Focal point

Ⓒ Far field

Ⓓ Fresnel zone

빔 폭(Beam Width)이 좁을수록 측방향 해상력(Lateral resolution)이 뛰어나기 때문에 초점(Focal point)에서 가장 우수하다.

Ⓓ 프레넬 영역(Fresnel field)은 근거리 영역(Near field)을 일컬으며, 참고로 프라운호퍼 영역(Fraunhofer field)은 원거리 영역(Far field)을 말한다.

040 합성 영상(Compound Imaging)의 특성으로 바르지 않은 것은?

Ⓐ Cardiac imaging에서 유용하게 사용된다.

Ⓑ SNR이 뛰어나다.

Ⓒ Multiple angles의 프레임을 서로 Averaging하여 영상을 생성한다.

Ⓓ 반향(Reverberation)이나 그림자 인공물(Shadowing artifact)이 감소하는 효과를 기대할 수 있다.

 합성 영상(Compound Imaging)의 특성은 다양한 각도(Multiple angles)의 여러 프레임들을 합성하고 서로 평균화(Averaging)하여 영상을 생성하기 때문에 신호 대 잡음비(SNR ; Signal to Noise Ratio)가 뛰어나고, 정반사(Specular reflection)와 관련된 인공물(Artifact)의 발생을 감소시킬 수 있는 장점이 있다. 그러나 뛰어난 시간 해상도(Temporal resolution)가 요구되는 심장 영상(Cardiac imaging)처럼 빠르게 움직이는 구조물의 검사에서는 합성 영상 기법이 적합하지 않고, 움직임이 거의 없는 유방(Breast)이나 간(Liver) 등의 검사에 유용한 영상 기법이다.

041 영상에서 구조물의 실제 위치보다 더 깊은 곳에서 허상(Artifactual images)을 만들어내는 인공물이 아닌 것은?

Ⓐ Multipath artifact

Ⓑ Refraction

Ⓒ Comet tail artifact

Ⓓ Ringdown artifact

PART 02 | 실전 모의고사

영상에서 구조물의 실제 위치보다 더 깊은 곳에서 허상(Artifactual images)을 만들어 내는 인공물에
는 ⒶA 다중 통로 인공물(Multi-path artifact), 반향(Reverberation)의 특이 케이스에 해당하는
Ⓒ 혜성 꼬리 인공물(Comet tail artifact), Ⓓ 울림 인공물(Ring-down artifact) 등이 있다.
Ⓑ 굴절(Refraction) 현상에 의한 인공물(Artifact)은 구조물의 측면(Laterally)에 허상을 만든다.

042 전파속도에 관한 내용 중 맞는 설명은?

Ⓐ Air에서의 전파속도(Propagation speed)는 Water에서의 전파속도보다 빠르다.

Ⓑ Blood에서의 전파속도는 Soft tissue 내 전파속도보다 느리다.

Ⓒ Bone 아래에 위치한 구조물은 실제 위치보다 더 깊은 곳에서 보여진다.

Ⓓ Lipoma 아래에 위치한 구조물은 실제 위치보다 더 깊은 곳에서 보여진다.

- 공기(Air)에서의 전파속도(Propagation speed)는 물(Water)에서의 전파속도보다 느리며, 혈액
  (Blood)에서의 전파속도는 연부 조직(Soft tissue) 내 전파속도보다 빠르다.
- 초음파 기기에서 연부 조직(Soft tissue) 내 전파속도는 1,540 m/s인 것으로 가정하기 때문에,
  이보다 빠르면 실제 위치보다 더 얕은 곳에, 느리면 더 깊은 곳에 위치한 것으로 보인다.
- 또한 뼈에서의 전파속도는 연부 조직보다 더 빠르기 때문에 실제 위치보다 더 얕은 곳에서 보이고,
  지방에서의 전파속도는 연부 조직보다 더 느리기 때문에 지방종(Lipoma) 아래에 위치한 구조물은
  실제 위치보다 더 깊은 곳에서 보인다.

매질(Medium)의 종류에 따른 전파속도(Propagation Speed)						
Air	Fat	Water	Soft tissue	Blood	Muscle	Bone
330 m/s	1,440 m/s	1,480 m/s	(평균) 1,540 m/s	1,560 m/s	1,600 m/s	4,080 m/s

←———————— Slow ———————— Fast ————————→

043 다음 중 정반사체(Specular reflector)에 해당하지 않는 것은?

Ⓐ Diaphragm

Ⓑ Needle Tip

Ⓒ Tendon

Ⓓ Red Blood Cells

 적혈구(RBC ; Red Blood Cells)는 정반사체(Specular reflector)에 해당하지 않으며, 레일리 산란 (Rayleigh's Scatter)의 한 예에 해당한다.

정반사체(Specular reflector)
정반사체의 예로는 횡격막(Diaphragm), 주사의 바늘(Needle Tip), 뼈(Bone), 힘줄(Tendon), 석회화 (Calcification), 가스 기포(Gas bubbles) 등이 있으며, 정반사(Specular reflection)는 반사면 (Reflecting surface)이 크고 매끈한(Large & Smooth) 표면인 경우에 발생한다.

044 도플러 신호(Doppler signals)가 감지되지 않는 경우는?

Ⓐ Wall Filter 세팅이 너무 높은 경우

Ⓑ Transmit frequency가 맞지 않는 경우

Ⓒ Blood volume이 매우 적은 경우

Ⓓ 위의 Ⓐ, Ⓑ, Ⓒ 모든 경우

 도플러 신호(Doppler signals)가 감지되지 않는 경우는 Wall Filter 세팅이 높아 저주파수(Low frequency) 신호가 너무 많이 제거되어 신호가 충분하지 않거나, 전송 주파수(Transmit frequency) 가 맞지 않는 경우, 또 혈류량(Blood volume)이 매우 적은 경우에도 감지되지 않을 수 있다.

PART 02 | 실전 모의고사

045 반복 인자(Duty Factor)를 구하는 공식으로 적합한 것은?

Ⓐ PD × PRP

Ⓑ PD / PRP

Ⓒ PD × PRF

Ⓓ PD / PRF

 반복 인자(Duty Factor)란 펄스파(Pulsed wave)를 내보내는 트랜스듀서에서 실제로 펄스를 만들어 내는 시간의 백분율로, 펄스 지속 시간(Pulse Duration)과 펄스 반복 주기(PRP)와의 비율을 나타낸다.

반복 인자(Duty Factor) = $\dfrac{\text{펄스 지속 시간(PD)}}{\text{펄스 반복 주기(PRP)}}$ 이므로, 펄스 지속 시간이 길수록 또는 펄스 반복 주기가 짧을수록 높은 반복 인자를 갖는다.

046 다음 중 맞지 않는 설명은?

Ⓐ Fraunhofer field에서 빔(Beam)이 확산된다.

Ⓑ Crystal diameter가 길면 NZL이 길다.

Ⓒ Wavelength가 길면 NZL이 짧다.

Ⓓ NZL은 트랜스듀서의 Operating frequency와 반비례 관계이다.

 프라운호퍼 영역(Fraunhofer field)은 원거리 영역(Far field)을 의미하며, 빔(Beam)이 확산 (Diverge)되는 영역이다.

근거리 영역 길이(NZL ; Near Zone Length)

$$NZL = \dfrac{D^2}{4\lambda} \fallingdotseq \dfrac{D^2 f_o}{6}$$

여기서, D : 크리스털 직경(Diameter)

λ : 파장(Wavelength)

f_o : 동작 주파수(Operating frequency)

크리스털의 직경(Diameter)이 길면 NZL이 길어지고, 파장(Wavelength)이 길면 NZL이 짧다. 또한 NZL은 트랜스듀서의 동작 주파수(Operating frequency)와 비례 관계에 있다(반비례 ×).

047 파워(Power)와 강도(Intensity)의 단위를 순서대로 맞게 배열한 것은?

Ⓐ W, W/cm^2　　　　　　　　　Ⓑ W/cm^2, W

Ⓒ W, MHz　　　　　　　　　　Ⓓ MHz, W

> 파워(Power)의 단위는 Watt(W)이며, 강도(Intensity)의 단위는 W/cm^{2}으로 파워를 면적(Area)으로
> 나눈 값이다.
> Ⓒ, Ⓓ Hz/MHz는 주파수(Frequency)의 단위이다.

048 공동현상(Cavitation)을 예측할 수 있는 지표로 가장 적합한 것은?

Ⓐ Resistance Index

Ⓑ Body Mass Index

Ⓒ Thermal Index

Ⓓ Mechanical Index

> • 초음파 기기의 Power는 열 지수(TI ; Thermal Index)와 기계적 지수(MI ; Mechanical Index)로
> 나타낼 수 있는데, 이 중에서 공동현상(Cavitation)을 예측할 수 있는 지표는 기계적 지수(MI)이다.
> • 공동현상은 매질(Medium) 내에서 압력 변화(Pressure change)로 인해 가스 기포(Gas bubbles)가
> 형성되어 조직에 심한 상해(Tissue damage)를 일으킬 수 있다.

★★ 049 전송 주파수(Transmit frequency)와 가장 관련이 없는 것은?

Ⓐ PRF

Ⓑ Pulse Duration

Ⓒ Spatial Pulse Length

Ⓓ Duty Factor

펄스 반복 주파수(PRF)는 전송 주파수(Transmit frequency)와 관련이 없다. 마치 이름에서 주파수가 동일하게 들어가기 때문에 관련성이 있는 것처럼 보이나, 서로 영향을 주는 인자가 아님을 알고 있어야 한다.

• 펄스 지속 시간(Pulse Duration) = 주기(Period) × 펄스당 사이클의 수

• 공간 펄스 길이(Spatial Pulse Length) = 파장(Wavelength) × 한 펄스 내 사이클의 수

• 반복 인자(Duty Factor) $= \dfrac{\text{펄스 지속 시간(PD)}}{\text{펄스 반복 주기(PRP)}}$

---

050 펄스파 모드(PW mode)에서 동작 주파수(Operating frequency)를 결정하는 인자로 가장 적합한 것은?

Ⓐ Doppler Shift

Ⓑ Mechanical Index

Ⓒ Crystal thickness

Ⓓ Frequency of the Transmit voltage

펄스파 모드(PW Mode)에서 동작 주파수(Operating frequency)는 크리스털의 두께(Thickness)와 크리스털 내 전파속도(Propagation velocity)에 따라 결정된다.

펄스파 모드의 동작 주파수(Operating frequency) 결정인자

동작 주파수$(f_o) = \dfrac{c}{2 \cdot \text{thickness}}$

여기서, f_o : 동작 주파수(Operating frequency)

$\quad\quad c$: 크리스털 내 전파 속도(Propagation velocity)

$\quad\quad$ Thickness : 크리스털의 두께

051 연속파 모드(CW mode)에서 동작 주파수(Operating frequency)를 결정하는 인자로 가장 적합한 것은?

Ⓐ Propagation Speed in Crystal

Ⓑ Frequency of the Transmit voltage

Ⓒ Crystal thickness

Ⓓ Doppler Shift

 연속파 모드(CW mode)에서 동작 주파수(Operating frequency)는 전송 전압(Transmit voltage)/인가 전압(Excitation voltage)의 주파수에 따라 결정된다.

※ 펄스파(PW) 모드와 연속파(CW) 모드의 동작 주파수 결정인자가 서로 다르니, 문제를 잘 읽고 구분해서 숙지하고 있어야 한다.

052 다음 빈 칸에 들어갈 단어로 적합한 것을 고르면?

┤보 기├

Color Packet의 사이즈를 증가시키면,
Color Sensitivity는 (①)하고, Frame rate는 (②) 한다.

Ⓐ ① 증가 ② 증가

Ⓑ ① 증가 ② 감소

Ⓒ ① 감소 ② 감소

Ⓓ ① 감소 ② 증가

 컬러 패킷(Color Packet)의 사이즈는 스캔 라인(Scan Line)당 펄스의 수(The number of Pulses)를 나타내며, 속도(Velocity)를 측정하는 정확도(Accuracy)에 영향을 끼친다. 따라서 컬러 패킷의 사이즈를 증가시키면 컬러의 민감도(Sensitivity)는 증가하나, Frame rate이 감소하여 시간 해상력(Temporal resolution)이 저하된다.

053 초음파 빔(Beam)을 3차원(3 Dimensions)으로 볼 때, 횡단면(Transverse dimension)을 의미하는 단어로 알맞게 묶인 것은?

Ⓐ Range, Radial

Ⓑ Axial, Azimuthal

Ⓒ Lateral, Axial

Ⓓ Azimuthal, Lateral

 초음파 빔(Beam)을 3차원으로 보면, Axial / Lateral / Elevation dimensions로 구분한다.
- 횡단면(Transverse dimension) : Azimuthal/Lateral/Side-by-Side
- 종단면(Longitudinal dimension) : Depth/Radial/Axial

※ 참고로 Elevation dimension은 높이를 의미하며, Array형 트랜스듀서에서 Slice thickness를 의미한다.

054 초음파 빔(Beam)을 3차원으로 볼 때, 다음 보기 중에서 종단면(Longitudinal dimension)을 의미하는 단어가 모두 몇 개인가?

┤ 보 기 ├
Azimuthal, Transverse, Depth, Lateral, Radial, Axial, Side-by-Side

Ⓐ 2

Ⓑ 3

Ⓒ 4

Ⓓ 5

 보기 중에서 종단면(Longitudinal)을 의미하는 단어는 Depth, Radial, Axial 등으로 모두 3개이다.

055 위상 배열 트랜스듀서(Phased array transducer)에서만 발생하는 인공물(Artifact)은?

Ⓐ Side lobes artifact

Ⓑ Ring down artifact

Ⓒ Grating lobes artifact

Ⓓ Mirror artifact

위상 배열 트랜스듀서(Phased array transducer)는 여러 개의 작은 진동자들이 매우 좁게 밀집되어 있는 공간적 특성으로 인해 쇠살대 엽 인공물(Grating lobes artifact)이 발생한다.

Ⓐ 측엽 인공물(Side lobes artifact) : 트랜스듀서의 Element size가 한정되어 있어 발생하는 현상으로, 빔(Beam)의 중심(Center)과 가장자리(Edge) 간에 진동이 달라 영상에서 위치가 off-axis로 표현되어, 측방향 해상력(Lateral resolution)을 저하시키는 원인이 된다. 측엽 인공물(Side lobes artifact)은 단일 소자(Single-element)의 트랜스듀서에서 발생한다.

Ⓑ 울림 인공물(Ring down artifact) : 반향 인공물(Reverberation artifact)의 특이 케이스 중에 한 예로, 공기 주머니(Air sac)의 경계면(Boundaries)에서 음향 저항(Acoustic impedance)이 일치하지 않아(Mismatch) 발생하는데, 가스 기포(Gas bubbles, Air)와 관련이 있다.

Ⓓ 거울 인공물(Mirror artifact) : 어떤 구조물이 강한 반사체에 의해 마치 거울에 비치는 것처럼 다른 면에도 보이는 현상으로, 횡격막(Diaphragm) 주위에서 자주 관찰된다.

056 초음파 빔 형성기(Beam Former)의 역할에 해당하는 것으로 바르게 묶인 것은?

Ⓐ Amplification, Compression

Ⓑ Demodulation, Apodization

Ⓒ Focusing, Amplification

Ⓓ Apodization, Aperture Control

• 초음파 빔 형성기(Beam Former)의 역할은 크게 4가지가 있다.
  - Apodization : 중복 상 억제
  - Beam Steering : 빔 조종
  - Focusing : 집속
  - Aperture Control : 구경 조정

• 펄스 에코의 진단 초음파 시스템은 Pulser, Receiver, Scan Converter, Display 등의 4부분으로 구성되어 있으며, 수신기인 Receiver에서 증폭(Amplification), 보상(Compensation), 압축(Compression), 복조(Demodulation), 거부(Rejection) 과정이 이루어진다.

057 수신기(Receiver)의 역할로 바르게 묶인 것은?

Ⓐ Amplification, Compensation, Apodization

Ⓑ Compression, Demodulation, Aperture Control

Ⓒ Demodulation, Rejection, Focusing

Ⓓ Amplification, Compression, Demodulation

> **해설** 수신기(Receiver)의 역할 : 증폭(Amplification), 보상(Compensation), 압축(Compression), 복조(Demodulation), 거부(Rejection) 등

058 스캔 전환기(Scan Converter)의 역할을 가장 잘 설명한 것은?

Ⓐ Steering

Ⓑ Filter

Ⓒ Focusing

Ⓓ Memory

> **해설** 펄스 에코의 진단 초음파 시스템(Pulser, Receiver, Scan Converter, Display) 등의 4부분 중에서 스캔 전환기(Scan Converter)의 역할은 데이터를 저장(Storage)하고 보간(Interpolation)하는 Memory의 기능을 담당한다.

059 동적 범위(Dynamic range)에 대한 설명으로 가장 적절한 것은?

Ⓐ Maximum Period와 Minimum Period의 Ratio

Ⓑ Maximum frequency와 Minimum frequency의 Ratio

Ⓒ Maximum amplitude과 Minimum amplitude의 Ratio

Ⓓ Maximum resolution과 Minimum resolution의 Ratio

> 해설 동적 범위(Dynamic range)란 시스템에서 재생 가능한 최대 진폭(Maximum amplitude)과 최저 진폭(Minimum amplitude)의 비(Ratio)를 의미하며, 회색조(Gray scale) 시스템에서는 신호의 동적 범위(Dynamic range)를 감소시키기 위해 압축(Compression) 과정을 거친다.

060 다음 중에서 증강(Enhancement) 현상이 발생하는 원인으로 가장 적절한 것은?

Ⓐ 강한 반사체나 흡수가 많은 구조물에서 감쇠 효과가 커지기 때문

Ⓑ 약한 반사체나 흡수가 적은 구조물에서 감쇠 효과가 작아지기 때문

Ⓒ 강한 반사체나 흡수가 많은 구조물에서 감쇠 효과가 작아지기 때문

Ⓓ 약한 반사체나 흡수가 적은 구조물에서 감쇠 효과가 커지기 때문

> 해설 증강(Enhancement) 현상은 약한 반사체(Weak reflector)나 흡수가 적은(Absorbing less) 구조물에서 감쇠(Attenuation) 효과가 작기 때문에 발생한다. 증강 현상의 예로 방광(Bladder)이나 낭성 구조물(Cystic structure) 등이 있다.

061 그림자(Shadowing) 현상이 발생하는 원인으로 가장 적절한 것은?

Ⓐ 강한 반사체나 감쇠가 강한 구조물에 의해 신호 강도가 증가하기 때문

Ⓑ 약한 반사체나 감쇠가 약한 구조물에 의해 신호 강도가 감소하기 때문

Ⓒ 강한 반사체나 감쇠가 강한 구조물에 의해 신호 강도가 감소하기 때문

Ⓓ 약한 반사체나 감쇠가 약한 구조물에 의해 신호 강도가 증가하기 때문

 그림자(Shadowing) 현상은 강한 반사체(Strong reflector)나 감쇠가 강한 구조물에 의해서 신호 강도(Signal intensity)가 감소하기 때문에 발생한다. 그림자 현상의 예로 뼈(Bone)나 석회화된 (Calcified) 구조물 등이 있다.

062 대역폭(Bandwidth)을 넓게 하면, Q factor는 어떻게 변하는가?

Ⓐ 높다.

Ⓑ 낮다.

Ⓒ 항상 일정한 고정값이다.

Ⓓ 서로 관계없다.

- 대역폭(Bandwidth)이란 주파수 스펙트럼(Frequency Spectrum)의 너비(Width)를 의미하는 것으로, 트랜스듀서가 반응하는 주파수의 전반적인 범위를 말한다.
- Q factor는 중심 주파수(Center frequency)에 따라 공명(Resonance)하는 대역폭(Bandwidth)을 결정한다.
- 트랜스듀서에서 대역폭이 넓으면, 주파수의 변동이 많아 균일하지 않은 초음파가 발생한다고 보고 이를 Q factor가 낮은 트랜스듀서라고 하며, 대역폭이 좁아 주파수의 변동이 적어 균일한 초음파가 발생하는 것은 Q factor가 높은 트랜스듀서라고 한다.

063 일반적으로 회색조(Gray scale)는 대조도 해상력(Contrast resolution)을 결정하는 것으로 알려져 있다. 다음 중에서 회색조(Gray scale)에 영향을 미치는 것으로 가장 적합한 것은?

Ⓐ Frequency Shift

Ⓑ Color Packet

Ⓒ pixel density

Ⓓ bit per pixel

 펄스 에코의 진단 초음파 시스템은 Pulser, Receiver, Scan Converter, Display 등의 4부분으로 구성되어 있으며, 스캔 전환기(Scan Converter)에서 회색조(Gray scale) 작업이 이루어지는데, 화소당 비트(bit per pixel)에 따라 영상의 회색조가 결정된다.

064 펄스파(Pulsed wave) 초음파에서 이용되는 트랜스듀서의 조건으로 가장 적합한 것은?

Ⓐ High Q factor

Ⓑ Low Q factor

Ⓒ Long Ring time

Ⓓ Large Doppler Shift

- 펄스파(PW) 초음파는 간헐적으로 일정한 시간 간격을 두고 신호를 보냈다가 다시 받는 것을 여러 번 반복하게 되는데, 후방 진동이 길면 충분한 신호를 주고받는 시간 간격에 문제가 생기므로 Q factor가 낮더라도 여운 시간(Ring time)이 짧은 트랜스듀서가 적합하다.
- 연속파(CW) 초음파는 신호를 보내는(Transmitted) 부분과 신호를 받는(Received) 부분이 서로 분리되어 각각의 역할을 담당하기 때문에, 후방 진동이 길더라도 신호를 주고받는 데 문제가 되지 않으므로 높은 Q factor의 매우 좁은(Narrow) 대역폭을 갖는 트랜스듀서가 적합하다.

065 집속 기법(Focusing technique) 중에서, 렌즈(Lens)를 이용하여 Elevation Focusing을 하는 트랜스듀서는?

Ⓐ 1D array

Ⓑ 1.5D array

Ⓒ 2D array

Ⓓ 3D array

> 해설 렌즈(Lens)를 이용하여 집속(Focusing)하는 트랜스듀서는 대표적으로 1D(Dimension) array 형태의 트랜스듀서로, 렌즈를 통해 고도면(Elevation plane)에서 초점을 변화시킨다.

066 실시간(Real time) 3D 영상 구현이 가능한 트랜스듀서는?

Ⓐ 2D array transducer

Ⓑ 1.5D array transducer

Ⓒ 1.25D array transducer

Ⓓ 1D array transducer

> 해설 실시간(Real time) 3D 영상 구현이 가능한 트랜스듀서는 2D array 형태이며, 1D/1.25D/1.5D/1.75D 등의 트랜스듀서에서는 3D 영상 구현이 불가능하다.

067 베르누이(Bernoulli) 이론과 관련된 설명으로 맞지 않는 것은?

Ⓐ Pressure gradient와 Flow velocity와의 관계를 나타낸다.

Ⓑ 임상에서는 velocity를 측정하여 Stenosis의 정도를 평가한다.

Ⓒ Flow velocity가 증가하면 Pressure가 증가한다.

Ⓓ Pressure gradient는 Doppler를 이용하여 알 수 있다.

베르누이(Bernoulli) 이론은 압력 변화(Pressure gradient)와 유체의 속도(Flow velocity)와의 관계를 나타내며, 유체의 속도(Flow velocity)가 증가하면 압력(Pressure)이 감소한다.
임상에서는 도플러(Doppler)를 이용하여 최대/평균 속도(Peak/Mean velocity)를 측정하고, 측정된 속도를 통해서 협착(Stenosis)의 정도를 평가한다.

068 협착(Stenosis)이 있는 혈관(Vessels)에서, 압력(Pressure)이 가장 낮은 영역은?

Ⓐ 협착 근위부(Proximal to stenosis)

Ⓑ 협착 원위부(Distal to stenosis)

Ⓒ 협착 내부(Within stenosis)

Ⓓ 변화 없이 일정하다.

협착(Stenosis)이 있는 혈관(Vessels)에서, 압력(Pressure)이 가장 낮은 영역은 협착 원위부(Distal to stenosis) 근처이다.

069 단순 베르누이(Simplified Bernoulli) 공식에 대한 설명으로 맞지 않는 것은?

Ⓐ Hydrostatic pressure는 0이다.

Ⓑ Inertial energy는 무시한다.

Ⓒ Friction에 의한 Heat loss는 무시한다.

Ⓓ 유체가 운동하는 경우에는 에너지 보존의 법칙을 따르지 않는다.

단순 베르누이(Simplified Bernoulli) 공식은 유체의 운동에 관한 에너지 보존 법칙을 설명하며, 이 공식에서 가정하고 있는 조건은 3가지가 있다.
- 유체 정역학적 압력(Hydrostatic pressure)은 0이다.
- 관성 에너지(Inertial energy)는 무시한다.
- 마찰(Friction)에 의한 열 손실(Heat loss)은 무시한다.

070 다음 중에서 섬광 인공물(Flash artifact)을 감소시키는 방법으로 적절한 것은?

Ⓐ PRF를 증가시킨다.

Ⓑ PRP를 증가시킨다.

Ⓒ Overall gain을 증가시킨다.

Ⓓ Wall Filter 세팅을 높인다.

• Wall Filter는 주로 Spectral Doppler 파형에서 저주파수(Low frequency signal) 신호의 잡음(Noise)을 제거하는 데 이용된다.
• 섬광 인공물(Flash artifact)은 연부 조직의 움직임(Motion) 등의 이유로 신호 강도(Signal strength)가 증가하여 밝기(Brightness)나 컬러가 부적절하게 발생하는 인공물로, Wall Filter 세팅을 올리면 일정 수준 이하의 저주파수 신호들을 제거할 수 있기 때문에 부적절하게 증가된 신호 강도에서 노이즈를 제거할 수 있다.

071

★★

가장자리의 선명도(Border Definition)를 향상시키기 위한 방법으로 가장 적절한 기법은?

Ⓐ Harmonic
Ⓑ Compounding
Ⓒ Subdicing
Ⓓ Apodization

- 가장자리의 선명도(Border definition)를 향상시키기 위한 방법으로 가장 적절한 것은 합성 (Compounding) 기법을 사용하는 것이다.
- 합성 영상(Compound Imaging)의 특징은 다양한 각도(Multiple angles)의 여러 프레임들을 합성하고 평균화(Averaging)하여 영상을 생성하기 때문에, 신호 대 잡음비(SNR)가 뛰어나고, 정반사 (Specular reflection)와 관련된 인공물의 발생이 감소되는 장점이 있다.
Ⓐ Harmonic 기법 : 기본 주파수(Fundamental frequency)에서 신호를 보내고, 기본 주파수의 2배에 해당하는 높은 주파수로 신호를 받는 것에 기반한 원리로, 반향(Reverberation)이나 쇠살대 엽 인공물(Grating lobes artifact)을 감소시켜서 측방향 해상력(Lateral resolution)을 향상시키고, 영상 내 잡음(Clutter)을 감소시키는 장점이 있다.
Ⓒ Subdicing 기법 : 트랜스듀서 소자(Element)를 더 작게 나누어서(마름모꼴 분할 기법) 쇠살대 엽 인공물(Grating lobe)의 발생을 감소시키기 위한 방법으로 이용된다.
Ⓓ Apodization 기법 : 측엽 인공물(Side lobe artifact)을 감소시키기 위해 적용하는 기법으로 중복되는 상을 억제하는 역할을 한다.

072

쇠살대 엽 인공물(Grating lobe)의 발생을 감소시키기 위한 방법으로 가장 적절한 기법은?

Ⓐ Demodulation
Ⓑ Damping
Ⓒ Apodization
Ⓓ Subdicing

Subdicing 기법은 트랜스듀서 소자(Element)를 더 작게 나누어서(마름모꼴 분할 기법) 쇠살대 엽 인공물(Grating lobe artifact)의 발생을 감소시키기 위한 방법으로 이용된다.

Ⓐ Demodulation : 복조는 펄스 에코의 진단 초음파 시스템의 수신기(Receiver)에서 이루어지는 작업 중 하나이다.
- 수신기의 5가지 역할 : 증폭(Amplification), 보상(Compensation), 압축(Compression), 복조 (Demodulation), 거부(Rejection)
Ⓓ Damping : 제동을 의미하며 트랜스듀서 크리스털의 공명으로 인한 후방 진동(Vibration)을 흡수하는 역할을 한다.

073 초음파 검사 시, 프로브(Probe)에 혈흔(Blood)이 묻었을 때 가장 적절한 대처법은?

Ⓐ 흐르는 물에 충분히 세척한다.

Ⓑ 희석하지 않은 100 % 알코올로 소독한다.

Ⓒ 혈액 감염의 위험성이 있기 때문에 가열 소독을 한다.

Ⓓ Glutaraldehyde를 이용한다.

- 프로브(Probe)에 혈흔(Blood)이 묻었을 때 소독하는 방법으로 가장 적절한 것은 혈흔을 깨끗이 닦고 글루타알데하이드(Glutaraldehyde)로 소독하는 것이다.
- 트랜스듀서의 크리스털을 가열하면 압전(Piezoelectric) 성질을 잃게 되므로, 트랜스듀서 관리 수칙에 따라 가열을 해서는 안 된다.

074 암호화 여기(Coded excitation) 기법에 대한 설명으로 바르지 않은 것은?

Ⓐ Penetration depth가 증가한다.

Ⓑ Beam Former에서 Waveform을 암호화한다.

Ⓒ SNR이 향상된다.

Ⓓ Resolution이 저하된다.

암호화 여기(Coded excitation) 기법은 빔 형성기(Beam Former)에서 파형(Waveform)을 암호화하여 해상력(Resolution)의 저하 없이 신호 대 잡음비(SNR)가 향상되어 초음파 빔의 투과 깊이(Penetration depth)를 증가시킬 수 있다.

075 스캔 전환기(Scan Converter)의 공간 해상력(Spatial resolution)을 결정하는 인자로 가장 적합한 것은?

Ⓐ Pixel Size in Matrix

Ⓑ The number of Pixels in Matrix

Ⓒ Signal to Noise Ratio

Ⓓ Penetration depth

> **해설**
> - 픽셀(Pixel) : 화면을 구성하는 가장 작은 단위로, 네모난 모양의 작은 점을 말한다.
> - 스캔 전환기(Scan Converter)의 공간 해상력(Spatial resolution)을 결정하는 인자는 매트릭스 내 픽셀 수(The number of Pixels)이며, 픽셀의 수가 많을수록 화상을 조밀하게 구성할 수 있어 공간 해상력이 뛰어나다. 매트릭스 내 픽셀의 사이즈(Pixel Size in Matrix)는 정답이 아니다.

076 레이놀드의 수(Reynold's number)가 2,000 이상일 때, 그것이 의미하는 것은?

Ⓐ Laminar flow

Ⓑ Turbulent flow

Ⓒ Stenosis

Ⓓ Thrombosis

> **해설**
> 레이놀드의 수(Reynold's number)는 흐르는 유체가 층류(Laminar flow)인지 혹은 와류(Turbulent flow)인지를 구분하는 개념이다. 레이놀드의 수(Reynold's number)가 2,000 이하면 층류(Laminar flow), 2,000 이상이면 와류(Turbulent flow)를 의미하며, 협착이 있는 부위에서 와류가 관찰된다.
>
> ※ Stenosis는 협착, Thrombosis는 혈전을 의미한다.

077 작은 혈관의 내강(Lumen) 안에 마치 에코가 차있는(filling-in) 것처럼 음영이 보이는 원인으로 가장 적절한 것은?

Ⓐ Enhancement

Ⓑ Shadowing

Ⓒ Reverberation

Ⓓ Partial volume artifact

 작은 혈관의 내강(Lumen) 안에 에코가 차있는(filling-in) 것처럼 음영이 보이는 것은 영상 시스템에서 해상력의 한계로 인해 부분 용적 인공물(Partial volume artifact)이 관찰되는 것이다.

Ⓒ 반향(Reverberation)이란 반사되는 2개의 층 사이에서 반복적인 반사(다중반사)가 일어나, 신호(Signals)가 앞뒤로 바운싱(Bouncing)하면서 다른 깊이에서 인공물이 관찰되는 현상이다.

078 일반적인 컬러 도플러(Color Doppler) 시스템에서 이용되는 신속(Rapid) 기법의 하나로, 평균 도플러 주파수 변이(Mean Doppler Frequency Shift)를 얻는 기법은?

Ⓐ Color Mapping

Ⓑ Rectification

Ⓒ Demodulation

Ⓓ Auto-correlation

 컬러 도플러(Color Doppler) 시스템에서는 자동 상관법(Auto-correlation)을 통해 평균 도플러 주파수 변이(Mean Doppler Frequency Shift)를 얻게 된다.

※ Rectification은 정류, Demodulation은 복조를 의미한다.

079 혈관 검사 시, Color Filling을 증가시키는 방법(①)과 감소시키는 방법(②)으로 가장 적합한 것은?

Ⓐ ① Threshold를 낮춘다. ② PRF를 감소시킨다.

Ⓑ ① Threshold를 높인다. ② PRF를 증가시킨다.

Ⓒ ① Threshold를 낮춘다. ② PRF를 증가시킨다.

Ⓓ ① Threshold를 높인다. ② PRF를 감소시킨다.

> 해설 혈관 검사 시, Color Filling을 증가시키려면 역치(Threshold)값을 낮춰서 작은 신호도 충분히 받아들이고, Color Filling을 감소시키려면 펄스 반복 주파수(PRF)를 증가시켜서 느린 혈류에 대한 민감도(Sensitivity)를 낮추면 일정 수준의 빠른 혈류 신호만 채우게 된다.

080 혈류 속도가 느린 혈관을 검사할 때, 느린 혈류의 민감도(Sensitivity)를 증가시키기 위한 방법으로 가장 적합한 것은?

Ⓐ PRF를 증가시키고 Wall Filter를 감소시킨다.

Ⓑ PRF를 감소시키고 Wall Filter를 증가시킨다.

Ⓒ PRF와 Wall Filter 모두 증가시킨다.

Ⓓ PRF와 Wall Filter 모두 감소시킨다.

> 해설 느린 혈류의 민감도(Sensitivity)를 증가시키려면, 펄스 반복 주파수(PRF)를 감소시켜서 느린 신호를 받는 데 충분한 시간을 주고, Wall Filter를 감소시켜서 저주파수(Low frequency)의 작은 신호도 받을 수 있도록 하면 된다.

081 다음 중에서 High PRF Mode의 장점으로 적합한 것은?

Ⓐ 빠른 혈류 속도를 측정할 수 있다.

Ⓑ 느린 혈류 속도를 측정할 수 있다.

Ⓒ 느린 혈류의 민감도(Sensitivity)가 높다.

Ⓓ 거리 해상력(Range resolution)이 뛰어나다.

- 펄스 반복 주파수가 높은(High PRF) Mode의 장점은 빠른 혈류 속도를 측정할 수 있다는 것이며, 단점은 느린 혈류에 대한 민감도(Sensitivity)가 낮아 느린 혈류의 속도 측정이 어렵다는 것이다.
- 펄스 반복 주파수(PRF)가 높으면 초음파의 투과 깊이(Penetration depth)가 짧기 때문에 거리 해상력(Range resolution)이 저하된다는 것이다.
  - Long PRP, Low PRF는 영상 깊이(Imaging depth)가 깊다.
  - Short PRP, High PRF는 영상 깊이(Imaging depth)가 얕다.

082 다음 중, 초음파의 노출 안전을 고려했을 때 축방향(Axial) 해상력과 측방향(Lateral) 해상력을 모두 향상시킬 수 있는 방법으로 가장 적절한 것은?

Ⓐ PRF를 증가시킨다.

Ⓑ 가능한 높은 주파수의 트랜스듀서를 사용한다.

Ⓒ Gain을 감소시킨다.

Ⓓ Transmit power를 증가시킨다.

- 선택지 중에서 축방향(Axial) 해상력과 측방향(Lateral) 해상력을 모두 향상시키는 방법으로 가장 적절한 것은 관찰하고자 하는 구조물의 특성에 적합한 범위 내에서 초음파 빔(Beam)의 투과깊이를 고려하여 가급적 높은 주파수의 트랜스듀서를 사용하는 것이다.
- 펄스 반복 주파수(PRF)가 높으면 영상 깊이(Imaging depth)가 짧아 Axial resolution이 저하될 수 있으며, 환자 노출 안전을 위해 ALARA 원칙에 따라, Transmit power는 낮게, Gain은 높게 설정해서 사용해야 한다.

083 조직 유사 팬텀(Tissue mimicking phantom)에서 초음파의 투과 깊이를 측정하고자 할 때, 게인(Gain)과 출력(Output)을 조정하는 방법으로 맞는 것은?

Ⓐ 게인은 최대로(Maximum Gain), 출력은 최소로(Minimum Output) 설정한다.

Ⓑ 게인은 최소로(Minimum Gain), 출력은 최대로(Maximum Output) 설정한다.

Ⓒ 생물학적 효과(Bioeffects)를 고려해야 하므로, 게인과 출력 모두 최소로(Minimum Gain & Output) 설정한다.

Ⓓ 게인과 출력 모두 최대로(Maximum Gain & Output) 설정해야 한다.

> **해설** 조직 유사 팬텀(Tissue mimicking phantom)에서 초음파의 투과 깊이(Penetration)를 측정하고자 할 때에는, 게인과 출력 모두 최대로(Maximum Gain & Output) 조정하여 측정해야 한다. 인체가 아닌 팬텀에서 측정하는 경우에는 게인(Gain)과 출력(Output) 모두 최대로 세팅해서 측정한다.

084 혈액의 구성 요소 중에서, 가장 많은 수를 차지하는 세포(Cell)는?

Ⓐ Leukocyte

Ⓑ Erythrocyte

Ⓒ Platelet

Ⓓ Plasma

> **해설** 혈액의 구성 요소 중에서, 가장 많은 수를 차지하는 세포는 적혈구(RBC ; Erythrocyte)이며, 정상적으로 "적혈구(RBC ; Erythrocyte) > 혈소판(Platelet) > 백혈구(WBC ; Leukocyte)"의 순서대로 혈구의 개수가 적어진다.

085 축방향(Axial) 해상력과 관련 있는 것으로 가장 적합한 것은?

Ⓐ Far field에서 가장 뛰어나다.

Ⓑ Overall gain을 올리면 향상된다.

Ⓒ SPL과 관련 있다.

Ⓓ Analog Scan Converter에서 조정한다.

- 축방향 해상력(Axial resolution)과 관련성이 있는 인자는 제동(Damping), 공간 펄스 길이(SPL) 등이 있으며, SPL이 짧으면 축방향(Axial) 해상력이 우수하다.
- 제동(Damping)은 후방 흡음(Backing)이라고도 하며, 크리스털의 공명으로 인한 후방 진동 (Vibration)을 흡수하는 역할을 한다. 제동 물질을 사용하면 공간 펄스 길이(SPL)가 짧아지므로 축방향(Axial) 해상력이 향상된다.
- 측방향(Lateral) 해상력이 가장 뛰어난 구역은 초점(Focal point)이다.

086 측방향(Lateral) 해상력과 관련 있는 것으로 가장 적합한 것은?

Ⓐ Far field에서는 빔(Beam)의 확산(Divergence) 때문에 측정이 불가능하다.

Ⓑ Near field에서 가장 뛰어나다.

Ⓒ Overall gain을 올리면 향상된다.

Ⓓ Cristal diameter에 따라 결정된다.

- 측방향 해상력(Lateral resolution)은 빔 폭(Beam width)에 따라 결정되며, 빔 폭(Beam width)은 크리스털 직경(Diameter)과 거의 동일하며 측방향(Lateral) 해상력과 관련 있다.
- 원거리 영역(Far field)에서는 빔이 확산되기 때문에 측방향(Lateral) 해상력이 좋지 않으며, 측방향 (Lateral) 해상력이 가장 뛰어난 구역은 근거리 영역(Near field)이 아니라 초점(Focal point)이다.

087 반향(Reverberation)이 발생하는 원인으로 가장 적합한 것은?

Ⓐ Wall Filter 세팅이 부적절한 경우 발생한다.

Ⓑ 트랜스듀서에서 빔 조종(Beam Steering)이 부적절한 경우 발생한다.

Ⓒ 초음파 빔(Beam)의 입사각(Incident angle)이 60° 이상일 때 발생한다.

Ⓓ 2개 이상의 강한 반사체(Strong reflectors)가 있을 때 발생한다.

> **해설** 반향(Reverberation)은 반사가 강한 2개의 층 사이에서 반복적인 반사가 일어나(다중반사) 신호 (Signals)가 앞뒤로 바운싱(Bouncing)하면서 다른 깊이에서 인공물이 관찰되는 현상이다.

088 공간 펄스 길이(SPL)가 짧아지면 기대할 수 있는 효과로 가장 적합한 것은?

Ⓐ Lateral resolution이 저하된다.

Ⓑ Axial resolution이 향상된다.

Ⓒ Contrast resolution이 저하된다.

Ⓓ 깊이에 따른 초음파 빔의 감쇠(Attenuation)가 적절하게 보상된다.

> **해설**
> • 공간 펄스 길이(SPL)란 한 개의 펄스가 시작해서 끝나기까지의 거리를 의미한다.
> • SPL은 "파장(Wavelength, λ)"과 "펄스 내 사이클의 수(n)"를 서로 곱한 값이며(SPL=$\lambda \times n$), 특히 축방향(Axial) 해상력과 관련이 있어, 축방향(Axial) 해상력은 $\dfrac{SPL}{2}$ 이 된다.
> • 제동(Damping)을 적용하면 SPL이 짧아져 축방향(Axial) 해상력이 향상된다.
>
> Ⓓ 초음파 빔(Beam)의 감쇠(Attenuation)를 적절하게 보상하는 조절 장치는 Time Gain Compensation(TGC)으로 깊이에 따라 감쇠를 보상해 주는 기능을 갖고 있다. 이는 Depth Gain Compensation이라고도 한다.

089 Amplitude가 2배 증가하면, Intensity는 어떻게 변하는가?

Ⓐ $\frac{1}{2}$ 배

Ⓑ 2배

Ⓒ $\frac{1}{4}$ 배

Ⓓ 4배

 강도(Intensity)는 진폭(Amplitude)의 제곱에 비례(Intensity = Amplitude^2)하므로, 진폭(Amplitude)이 2배 증가하면 강도(Intensity)는 4배 증가한다.

090 다음 중에서 맞는 설명은?

Ⓐ 펄스 에코(Pulse-echo) 시스템에서 Q factor는 높을수록 좋다.

Ⓑ 초음파 빔(Beam)의 직경(Diameter)은 Near field에서 일정하다.

Ⓒ Annular array scanner는 전자적으로 빔 조종(Electronic beam-steering)을 한다.

Ⓓ SPTA는 SATA보다 항상 크다.

 SPTA는 공간 최대-시간 평균(Spatial Peak-Temporal Average)이며 SATA는 공간 평균-시간 평균(Spatial Average-Temporal Average)으로, 공간 최대(Spatial Peak)는 공간 평균(Spatial Average)보다 항상 더 큰 값을 갖기 때문에, Ⓓ가 맞다.

Ⓐ 펄스 에코(Pulse-echo) 시스템은 간헐적으로 일정한 시간 간격을 두고 신호를 보냈다가 다시 받는 것을 여러 번 반복하게 되는데, 후방 진동이 길면 충분한 신호를 주고받는 시간 간격에 문제가 생기므로 Q factor가 낮아 여운 시간이 짧은 트랜스듀서가 적합하다.

Ⓑ 빔(Beam)의 직경(Diameter)은 근거리 영역(Neal field)에서 초점(Focal zone)에 이르기까지 점점 감소하다가, 초점에서 원거리 영역(Far field)으로 가면 확산된다.

Ⓒ 환상 배열형 스캐너(Annular Array Scanner)의 빔 조종(Beam-steering)은 기계적으로 (Mechanically) 이루어진다(Electronically ✕).

091 동적 범위(Dynamic range)에 대한 설명으로 가장 적절한 것은?

Ⓐ Coupling Gel을 사용하면 동적 범위가 감소한다.

Ⓑ 최대 강도(Largest intensity)와 최소 강도(Smallest intensity)의 비(Ratio)를 의미한다.

Ⓒ Enhancement 효과가 있을 때 동적 범위가 증가한다.

Ⓓ Duty Factor에 의해 결정된다.

> **해설**
>
> **동적 범위(Dynamic range)**
>
> 동적 범위는 시스템에서 재생 가능한 최대 강도(Largest intensity)와 최소 강도(Smallest intensity)의 비(Ratio) 혹은 최대 진폭(Maximum amplitude)과 최소 진폭(Minimum amplitude)의 비(Ratio)를 의미한다. : Intensity = Amplitude^2
>
> - 초음파 검사 시, 피부에 젤(Gel)을 바르는 이유는 트랜스듀서와 피부(Skin) 사이에서 초음파가 공기에 의해 전반사되는 것을 방지하기 위해서이다.
> - 2개 매질의 경계면(Boundaries)에서 임피던스 차이(Impedance Mismatch)가 크면 반사(Reflection)되는 정도도 커지는데, 공기(Air)의 음향 임피던스는 매우 작아, 인체 조직과 공기의 경계면에서는 임피던스 차이가 매우 커서 거의 대부분 반사된다.
> - 회색조(Gray scale) 시스템에서는 신호의 동적 범위(Dynamic range)를 감소시키는 방법으로 압축(Compression)을 한다.

092 다음 중 맞지 않는 설명은?

Ⓐ PRP를 증가시키면, 투과깊이(Penetration depth)가 증가한다.

Ⓑ Annular phased array 트랜스듀서는 전자적으로 빔 조종이 불가능하다.

Ⓒ Near Zone Length는 가능한 한 짧아야 해상력이 뛰어나다.

Ⓓ SPL이 짧으면 축방향(Axial) 해상력이 뛰어나다.

근거리 영역(Near Zone)에서 형성되는 영상은 측방향(Lateral) 해상력이 뛰어나기 때문에, 근거리 영역 길이(Near Zone Length)가 가능한 한 길어야 일정 깊이에서 해상력이 뛰어난 영상을 획득할 수 있다.
- Long PRP, Low PRF는 영상 깊이(Imaging depth)가 깊다.
- Short PRP, High PRF는 영상 깊이(Imaging depth)가 얕다.
- Ⓑ 환상 배열형(Annular phased array) 트랜스듀서는 전자적(Electonically)으로 빔 조종이 불가능하며, 기계적(Mechanically)으로 가능하다.
- Ⓓ 공간 펄스 길이(SPL)가 짧으면 축방향(Axial) 해상력이 뛰어나다.
- ※ SPL 공식

  $SPL = \lambda \times n$

  여기서, λ : 파장(Wavelength), n : 한 펄스 내 사이클의 수(Number of Cycles in a Pulse)

---

093 다음 중 초음파의 생물학적 효과(Bioeffects)에 대한 설명으로 가장 알맞은 것은?

Ⓐ 진단 초음파 기기에서는 생물학적 효과가 미미하여 발생하지 않는 것으로 간주한다.

Ⓑ 진단 초음파 기기에서는 Thermal effect가 발생하지 않는다.

Ⓒ SPTA의 100 mW/cm^2 미만에서는 확인되지 않는다.

Ⓓ CW Doppler는 생물학적 효과의 위험성이 크지 않다.

 초음파의 생물학적 효과(Bioeffects)에는 열 효과(Thermal effect), 공동(Cavitation) 효과, 기계적 효과(Mechanical effect) 등이 있으며, 기기 사용 시 이러한 생물학적 효과를 고려하여 환자 노출 안전에 유념해야 한다.
- 환자의 초음파 노출 안전을 고려하여, 비-집속형(Unfocused) 트랜스듀서에서는 SPTA 100 mW/cm^2 미만, 집속형(Focused) 트랜스듀서에서는 SPTA 1 W/cm^2 미만이 노출 안전의 기준이 되는데, SPTA의 100 mW/cm^2 미만에서는 생물학적 효과의 위험성이 확인되지 않는 것으로 간주한다.
- 연속파 도플러(CW Doppler) 초음파는 항상 on-time이므로, 연속파의 반복인자는 1(= 100%)로, 반복 인자(Duty Factor)가 높아 생물학적 효과의 위험성이 가장 큰 것으로 알려져 있다.
- 펄스파(PW) 초음파는 아주 짧은 펄스를 만들어 내기 위해서 전자적으로 on-off 전환을 매우 빠르게 하는데, on-time이 매우 짧고 off-time이 상대적으로 매우 길기 때문에, 펄스파 초음파의 반복 인자는 0.01(=1 %) 이하이다.

★★
094 다음 중에서 맞는 설명은?

Ⓐ Hydrophone으로 Beam Profile 측정이 불가능하다.

Ⓑ 감쇠가 약한(Low-attenuated) 구조물 아래에서 Shadowing artifact가 발생한다.

Ⓒ CW Doppler 시스템이 PW Doppler 시스템보다 Axial resolution이 뛰어나다.

Ⓓ Refraction은 경계면에서 Sound velocity가 변화할 때 발생한다.

> **해설**
>
> 굴절(Refraction) 현상은 초음파 빔(Beam)이 한 매질(Medium)에서 다른 매질로 통과하면서 방향이 변하는 현상으로, 스넬의 법칙(Snell's Law)으로 설명되는데 2개 물질 사이의 경계면(Interface)에서 파의 속도(Wave velocity)에 차이가 있을 때 발생하게 된다.
>
> Ⓐ 수중 음향 탐지기(Hydrophone)는 초음파 트랜스듀서의 특별한 형태로, 음압 영역(Acoustic pressure fields)을 측정하는 데 이용되며, 큰 사이즈의 물탱크(Water Tank) 내에서 음향 파워(Acoustic power)를 측정하므로 Beam Profile 측정이 가능하다.
>
> Ⓑ 감쇠가 약한(Low-attenuated) 구조물 아래에서는 그림자(Shadowing) 현상이 아니라 증강(Enhancement) 현상이 발생한다. 증강(Enhancement) 현상은 액체(Fluid-filled) 구조물 아래에서 초음파 빔(Beam)의 감쇠(Attenuation)가 적고 흡수(Absorption)가 미미하기 때문에, 증강(Enhancement) 현상이 일어난다.
>
> Ⓒ 펄스파(PW) 도플러 시스템은 특정 깊이(Specific depth)에 있는 신호(Signal)의 위치 정보를 알 수 있기 때문에 축방향(Axial) 해상력이 뛰어나며, 연속파(CW) 도플러 시스템은 깊이(Depth)에 대한 정보를 알 수 없다(Range ambiguity).

095 매질(Medium)의 입자 운동(Particle motion)이 파(Wave)가 전파되는 방향에 수직 (Perpendicular)일 때, 그 전송되는 파(Wave)를 일컫는 용어로 가장 적합한 것은?

Ⓐ Transverse wave

Ⓑ Longitudinal wave

Ⓒ Resistance wave

Ⓓ Compressional wave

매질(Medium)의 입자 운동(Particle motion)이 파(Wave)가 전파되는 방향에 수직(Perpendicular)일 때, 그 전송되는 파는 횡파(Transverse wave)라고 한다.

종파 (Longitudinal wave)	파동(Particle motion)이 진동하는 방향(Back and Forth)과 이동해 나가는 방향이 서로 평행(Parallel)하게 이동
횡파 (Transverse wave)	파동(Particle motion)이 진동하는 방향과 이동해 나가는 방향이 서로 직각(Perpendicular)으로 이동

★★
096 트랜스듀서의 주파수가 3 MHz이고, 파(Wave)의 속도(Velocity)가 1,500 m/s인 물질 내의 파장(Wavelength)을 계산하면?

Ⓐ 500 mm

Ⓑ 5 mm

Ⓒ 0.5 mm

Ⓓ 0.45 mm

 파장(Wavelength) $= \dfrac{\text{Velocity(mm/}\mu\text{s)}}{\text{Frequency(MHz)}} = \dfrac{1.5}{3} = 0.5\,\text{mm}$

※ 문제에서 제시한 속도의 단위를 확인하고, 단위가 meter/sec인지 millimeter/μs인지 주의해서 계산해야 한다.

097 연부 조직(Soft tissue) 내에서 초음파의 평균 속도(Average velocity)로 맞는 것은?

Ⓐ 1,540 cm/s

Ⓑ 1.54 cm/s

Ⓒ 1,540 m/s

Ⓓ 1.54 cm

연부 조직(Soft tissue) 내에서 초음파의 평균 속도(Average velocity)는 1,540 m/s이다.

※ 선택지에서 단위를 헷갈리게 바꿔서 제시하니, 주의해서 구분해야 한다.

PART 02 | 실전 모의고사

098 굴절(Refraction) 현상이 발생하는 원인으로 가장 적합한 것은?

Ⓐ 2개 물질 사이의 경계면에서 Acoustic impedance의 차이가 있을 때
Ⓑ 2개 물질 사이의 경계면에서 Wave velocity에 차이가 있을 때
Ⓒ 2개 물질 사이의 경계면에서 Reflection되지 않고 Absorption될 때
Ⓓ 2개 물질 사이의 경계면에서 Resistance로 인해 Heating이 발생할 때

 굴절(Refraction)이란 초음파 빔(Beam)이 한 매질(Medium)에서 다른 매질로 통과하면서 방향이 변하는 현상으로 스넬의 법칙(Snell's Law)으로 설명되며, 2개 물질 사이의 경계면(Interface)에서 파의 속도(Wave velocity)에 차이가 있을 때 발생한다. 음향 저항(Acoustic impedance)과는 관련이 없다.

099 반사(Reflection) 현상이 일어나는 주된 원인으로 가장 적합한 설명은?

Ⓐ 2개 물질 사이의 경계면에서 Acoustic impedance에 변화가 있을 때
Ⓑ 2개 물질 사이의 경계면에서 Wave velocity가 증가할 때
Ⓒ 2개 물질 사이의 경계면에서 Absorption될 때
Ⓓ 2개 물질 사이의 경계면에서 Resistance가 있을 때

 반사(Reflection) 현상이 일어나는 주된 원인은, 2개 물질 사이의 경계면에서 음향 저항(Acoustic impedance)에 변화가 있을 때 발생한다. 2개 매질의 경계면(Boundaries)에서 임피던스 차이(Impedance Mismatch)가 크면 반사(Reflection)되는 정도도 커지며, 공기(Air)의 음향 임피던스는 매우 작아, 인체 조직과 공기의 경계면에서는 임피던스 차이가 매우 커서 거의 대부분 반사된다.

※ 굴절(Refraction)은 음속, 반사(Reflection)는 음향 저항이 주요 개념이다.

100 다음 문장의 괄호 안에 들어갈 단어로 가장 적합한 것은?

>|보 기|
>
> 초음파 빔의 Refraction 현상이란, 빔이 2개의 매질 사이에 경계면을 통과할 때 매질 간에 (①)와/과 (②)이/가 서로 달라, 빔의 방향이 변화하는 것을 의미한다.

Ⓐ ① Area   ② Resistance

Ⓑ ① Elasticity   ② Area

Ⓒ ① Resistance   ② Density

Ⓓ ① Elasticity   ② Density

 굴절(Refraction) 현상은 빔이 2개의 매질 사이에 경계면을 통과할 때 매질 간에 탄성(Elasticity)과 밀도(Density)가 서로 달라 전파속도(Propagation Speed)의 차이로 인해 빔의 방향이 변화하는 것을 의미한다.

전파속도(Propagation speed)	
전파속도(c) 공식	$c = \sqrt{\dfrac{Bulk\ modulus(stiffness)}{density}}$, $c = \sqrt{\dfrac{B}{\rho}}$ 여기서, B : 부피계수(Bulk modulus) ρ : 밀도(Density)

101 고주파수(High frequency) 트랜스듀서를 사용하면 어떤 장점을 기대할 수 있는가?

Ⓐ Near Zone Length가 길다.

Ⓑ Penetration depth가 깊다.

Ⓒ 초음파 빔의 흡수(Absorption) 현상이 거의 발생하지 않는다.

Ⓓ 초음파의 생물학적 효과(Bioeffects)를 고려하지 않아도 된다.

해설
고주파수(High frequency) 트랜스듀서를 사용하면 근거리 영역의 길이(Near Zone Length)를 길게 할 수 있다는 장점이 있으나, 투과 깊이(Penetration depth)가 짧아 심부 조직 관찰에 제한이 있을 수 있다.
- Long PRP, Low PRF는 영상 깊이(Imaging depth)가 깊다.
- Short PRP, High PRF는 영상 깊이(Imaging depth)가 얕다.

102 하모닉(Harmoic) 영상에서 전송된 주파수(Transmitted frequency)와 수신된 하모닉 주파수(Received harmonic frequency)를 서로 비교했을 때 가장 적절한 설명은?

Ⓐ Received harmonic frequency는 Transmitted frequency의 $\frac{1}{2}$이다.

Ⓑ Received harmonic frequency는 Transmitted frequency와 서로 동일하다.

Ⓒ Received harmonic frequency는 Transmitted frequency의 2배이다.

Ⓓ Received harmonic frequency는 Transmitted frequency의 3배이다.

해설
하모닉(Harmonic) 영상이란 원래 기본 주파수(Fundamental frequency)에서 신호를 보내고, 이를 다시 기본 주파수의 2배에 해당하는 높은 주파수로 신호를 받는 원리이므로, 수신 주파수(Received harmonic frequency)는 전송 주파수(Transmitted frequency)의 2배(two-fold)가 된다.

103 인체의 연부 조직(Soft tissue)에서 5 MHz의 주파수를 사용했을 때, 파장(Wavelength)을 계산한 값으로 적절한 것은?

Ⓐ 300 mm   Ⓑ 75 mm

Ⓒ 3 mm   Ⓓ 0.3 mm

해설

$\lambda = \frac{c}{f} = \frac{\text{velocity(mm}/\mu\text{s)}}{\text{frequency(MHz)}}$ 이며, 1,540 m/s = 1.54 mm/μs이므로 $\frac{1.54 \,\text{mm}/\mu\text{s}}{5\,\text{MHz}} = 0.308$ mm 이다. 따라서 선택지에서는 0.3 mm가 정답이다.

104 도플러 공식에서 주파수 변이(Frequency Shift)의 계산식으로 적절한 것은?

Ⓐ $\dfrac{\text{Velocity of reflector} \times \text{Original frequency}}{2 \times \text{Velocity of sound}}$

Ⓑ $\dfrac{\text{Velocity of sound} \times \text{Original frequency}}{2 \times \text{Velocity of reflector}}$

Ⓒ $\dfrac{2 \times \text{Velocity of reflector} \times \text{Original frequency}}{\text{Velocity of sound}}$

Ⓓ $\dfrac{2 \times \text{Velocity of reflector} \times \text{Velocity of sound}}{\text{Original frequency}}$

> **해설** 도플러 주파수 변이를 구하는 공식은 $\dfrac{2f_o v \cdot \cos\theta}{c}$ 이며, 선택지 중에서 적절한 것을 고르면
>
> $\dfrac{2 \times \text{Original frequency} \times \text{Velocity of reflector}}{\text{Velocity of sound}}$ 이다.

105 파(Wave)의 전파원리 중에 하나로, 파면(Wavefront) 위의 모든 점들은 이차적 구면파
(Spherical secondary Wavelets)를 생성하는 점원(Point sources)이 된다는 것을 설명
하는 법칙은?

Ⓐ Snell

Ⓑ Bernoulli

Ⓒ Huygens

Ⓓ Rarefaction

Huygens Principle이란 파(Wave)의 전파(Propagation) 원리 중에 하나로, 파면(Wavefront) 위의 모든 점들은 이차적 구면파(Spherical secondary wavelets)를 생성하는 점원(Point sources)이 된다는 것을 설명한다.

Ⓐ 스넬의 법칙(Snell's law)이란 2개 물질 사이의 경계면(Interface)에서 파의 속도(Wave velocity) 에 차이가 있을 때 발생하며 파동이 굴절(Refraction)하는 현상을 설명하는 법칙이다.

Ⓑ 베르누이 이론(Bernoulli's principle)은 액체의 흐르는 속도가 증가하면 압력이 감소하고, 흐르는 속도가 감소하면 압력이 증가한다는 이론이다.

Ⓓ 초음파가 매질(Medium)에 전파될 때, 매질 내 입자(Particles)가 이동(Displacement)하는데 입자가 가장 많이 집중되어 있는 구간을 압축(Compression) 구간이라고 하고, 입자가 가장 적게 집중되어 있는 구간을 희박(Rarefaction) 구간이라고 한다.

106 다음 문장의 빈 칸에 들어갈 단어로 적절하게 연결된 것은?

┤보 기├

초음파 Receiver 시스템에서는 일정 수준 이하의 신호가 전파되지 않도록 (①)을/를 조절하며, Gray scale 시스템에서는 신호의 Dynamic range를 감소시키기 위해 (②)을/를 사용한다.

Ⓐ ① Interpolation   ② Auto-correlation
Ⓑ ① Auto-correlation   ② Interpolation
Ⓒ ① Compression   ② Threshold
Ⓓ ① Threshold   ② Compression

 초음파 수신(Receiver) 시스템에서는 일정 수준 이하의 신호가 전파되지 않도록 역치(Threshold)나 거부(Reject)를 조절하며, 회색조(Gray scale) 시스템에서는 신호의 동적 범위(Dynamic range)를 감소시키기 위해 압축(Compression)을 한다.

• 보간(Interpolation) : 펄스파 진단 초음파 시스템에서 Memory의 기능을 담당하는 스캔 전환기 (Scan Converter)에서 이루어지는 작업 중 하나이다.

• 자동 상관법(Auto-correlation) : 컬러 도플러(Color Doppler) 시스템에서 평균 도플러 주파수 변이(Mean Doppler Frequency Shift)를 얻는 데 이용되는 방법이다.

107 펄스 반복 주기(PRP)가 52 μs라고 할 때, 접속면에서 영상 깊이(Imaging depth)를 계산하면?

Ⓐ 4 mm

Ⓑ 8 mm

Ⓒ 4 cm

Ⓓ 8 cm

 인체를 통과하는 초음파의 펄스 반복 주기(PRP)는 영상 깊이(Imaging depth) 1 cm당 13 μs의 시간이 소요된다고 가정하므로 다음과 같다.

$$PRP = \text{Imaging depth(cm)} \times \frac{13\,\mu s}{1\,cm}, \quad \text{Imaging depth(cm)} = \frac{PRP}{13\,\mu s} = \frac{52}{13} = 4\,cm$$

108 A-mode에서 오실로스콥(Oscilloscope) 파형의 편향 높이(Deflection of Height)가 의미하는 것으로 가장 알맞은 것은?

Ⓐ 에코의 Frequency

Ⓑ 에코의 Strength

Ⓒ 에코의 Period

Ⓓ 에코의 Wavelength

 A-mode에서 오실로스콥(Oscilloscope) 파형이 편향하는 높이(Deflection of Height)는 에코의 강도(Strength)를 의미한다.

109 신호의 동적 범위(Dynamic range)를 제한하는 방법들로 바르게 묶인 것은?

Ⓐ Amplification, Rarefaction

Ⓑ Rejection, Rarefaction

Ⓒ Compression, Amplification

Ⓓ Suppression, Compression

 신호의 동적 범위(Dynamic Range)를 제한하는 방법에는 거부(Rejection), 억제(Suppression = Compression) 등이 있다.

펄스 에코의 진단 초음파 시스템(Pulsed-echo Diagnostic Ultrasound system)	
Receiver	• 트랜스듀서에서 되돌아오는 전기적 신호를 형성하는 역할 • 증폭(Amplification), 보상(Compensation), 압축(Compression), 복조(Demodulation), 거부(Rejection)

110 펄스 초음파에서 "실제로 동작하는 시간"을 의미하는 용어로 가장 적합한 것은?

Ⓐ PRP

Ⓑ Frame Rate

Ⓒ Relaxation time

Ⓓ Duty Factor

 펄스 초음파에서 실제로 동작하는 시간의 백분율을 반복 인자(Duty Factor)라고 하며, 임상에서 펄스 에코의 반복 인자 범위(Duty Factor range)는 0.001~0.010이다.

111 다음 중 영상 시스템에서 "약한 신호를 감지해 낼 수 있는 능력"을 의미하는 용어를 무엇이라고 하는가?

Ⓐ Contrast Ⓑ Sensitivity

Ⓒ Specificity Ⓓ Gray scale

- 영상 시스템에서 아무리 약한 신호라 하더라도, 그 약한 신호를 감지해 낼 수 있는 민감한 능력을 민감도(Sensitivity)라고 한다.
- 특이도(Specificity)는 아무런 신호가 나오지 않는 것을 그대로 신호가 없는 것으로 판단하는 능력이다.

112 초음파의 생물학적 효과(Bioeffects)를 일으키는 주요 기전으로 바르게 묶인 것은?

Ⓐ Reflection – Refraction

Ⓑ Compression – Rarefaction

Ⓒ Reverberation – Absorption

Ⓓ Thermal – Cavitation

초음파의 생물학적 효과(Bioeffects)를 일으키는 주요 기전으로는 열 효과(Thermal effect), 공동현상(Cavitation), 기계적 효과(Mechanical effect) 등이 있다.

열 효과 (Thermal effect)	• 감쇠(Attenuation) 기제(Mechanism)에 의해 발생하는 효과 • 41℃ 이상이면 태아(Fetus)에게 위험한 것으로 간주함
공동현상(Cavitation)	Stable cavitation과 Transient cavitation의 2가지 형태로 구분
기계적 효과 (Mechanical effect)	열(Thermal) 효과와 공동현상(Cavitation)으로 분류되지 않는 모든 생물학적 효과를 일컬음

113 다음 중에서 도플러 효과(Doppler effect)가 발생하지 않는 경우는?

Ⓐ Observer가 Wave Source로 다가올 때

Ⓑ Observer가 Wave Source에서 멀어질 때

Ⓒ Wave Source가 Observer에서 멀어질 때

Ⓓ Wave Source와 Observer가 동일한 속도와 방향으로 이동할 때

- 도플러 효과(Doppler effect)란 파동을 유발시키는 파원(Wave Source)과 그 파동을 관찰하고 있는 관찰자(Observer) 사이에서 발생하는데, 이동하는 파원이 관찰자에게 가까워지면 파동의 주파수가 높아지고, 이동하는 파원이 관찰자에게서 멀어지면 파동의 주파수가 낮게 관찰되는 현상을 말한다.
- 초음파에서는 전송(Transmitted) 주파수와 수신(Received) 주파수 간의 차이(Difference) 혹은 변화(Change)가 있을 때 도플러 효과가 발생하며, 파원과 관찰자가 동일한 속도와 방향으로 이동하는 경우에는 달라지는 차이가 없기 때문에 도플러 효과가 발생하지 않는다.

114 Q factor를 결정하는 인자로 바르게 연결된 것은?

Ⓐ Gray scale & Wall Filter Setting

Ⓑ Sensitivity & Specificity

Ⓒ Bandwidth & Operating frequency

Ⓓ Overall Gain & TGC

- 대역폭(Bandwidth)이란 주파수 스펙트럼(Frequency Spectrum)의 너비(Width)를 의미하는 것으로, 트랜스듀서가 반응하는 주파수의 전반적인 범위를 말한다.
- 예를 들어서 5 MHz의 트랜스듀서에서는 순수하게 5 MHz의 초음파만 발생되는 것이 아니라, 3.5~6 MHz 정도의 범위에 있는 초음파가 발생된다고 할 수 있는데, 이 주파수의 범위를 대역폭이라고 한다.
- 트랜스듀서에서 대역폭이 넓으면, 주파수의 변동이 많아 균일하지 않은 초음파가 발생한다고 보고 Q factor가 낮은 트랜스듀서라고 하며, 대역폭이 좁아 주파수의 변동이 적어 균일한 초음파가 발생하는 것은 Q factor가 높은 트랜스듀서라고 한다.

115 "펄스 내 사이클의 수"와 "파장"에 직접적인 관련이 있는 것으로 가장 적합한 것은?

Ⓐ SPL

Ⓑ TGC

Ⓒ Overall Gain

Ⓓ Doppler Shift

 공간 펄스 길이(SPL)를 구하는 공식

$$SPL = \lambda \times n$$

여기서, λ : 파장(Wavelength)

n : 한 펄스 내 사이클의 수(Number of Cycles in a Pulse)

116 다음 괄호 안에 들어갈 단어로 알맞게 묶인 것은?

┤보기├

Pulse Duration은 (①)와/과 (②)을/를 곱하여 계산한다.

Ⓐ ① Area

② Output Power

Ⓑ ① PRP

② Frequency

Ⓒ ① Period

② Number of Cycles in a Pulse

Ⓓ ① Wavelength

② Number of Cycles in a Pulse

 • **펄스 지속 시간(Pulse Duration)을 구하는 공식**

$$PD = n \times p$$

여기서, n : 사이클의 수(Number of Cycles), p : 주기(Period)

• **반복 인자(Duty Factor)를 구하는 공식**

$$Duty\ Factor = \frac{PD}{PRP}$$

여기서, PD : 펄스 지속 시간, PRP : 펄스 반복 주기

• **강도(Intensity)를 구하는 공식**

$$Intensity = \frac{power(\text{W})}{area(\text{cm}^2)}$$

117 정반사(Specular reflection)가 발생하는 조건으로 가장 적합한 것은?

Ⓐ 반사체의 경계면이 거칠 때

Ⓑ 반사체의 경계면이 매끈할 때

Ⓒ 입사각과 반사각이 60° 이하일 때

Ⓓ 반사면(Reflecting surface)이 파장(Wavelength)보다 작을 때

> **해설** 거친(Rough) 반사면에서는 산란 현상이, 크고 매끈한(Large & Smooth) 반사면에서는 반사 현상이 발생한다.
>
> | 산란
(Scattering) | • 반사면(Reflecting Surface)이 거친(Rough) 표면일 때, 초음파 빔(Beam)이 전향하는 현상(Diffuse Scattering, 확산성 산란)
• 대부분 조직에서 주로 발생하는 기전
• 정반사 현상에 비해서 각도에 크게 좌우되지 않는다(Less angle dependent). |
> |---|---|
> | 반사
(Reflection) | • 초음파 빔(Beam)이 트랜스듀서로 다시 되돌아오는 비율
• 파장에 비해서 반사면(Reflecting surface)이 크고 매끈한(Large & Smooth) 표면일 때 발생(Specular Reflection, 정반사)
• 정반사 현상은 반사각(Reflection angle)이 입사각(Incidence angle)과 항상 동일하며, 각도에 따라 정반사 현상이 좌우된다(Very angle dependent).
예 횡격막(Diaphragm), 담낭 벽(Gall Bladder Walls) |

118 초음파 영상의 인공물(Artifact) 중에서, 여러 개의 평행한(Parallel) 선(Lines)들이 동일한 간격으로 관찰되는 대표적인 인공물은?

Ⓐ Shadowing　　　　　　　　Ⓑ Enhancement

Ⓒ Mirror　　　　　　　　　　Ⓓ Reverberation

초음파 영상의 인공물(Artifact) 중에서, 여러 개의 평행한(Parallel) 선(Lines)들이 동일한 간격으로 관찰되는 대표적인 인공물은 반향(Reverberation)이다.

반향 (Reverberation)	• 반사가 강한 2개의 층 사이에서 반복적인 반사가 일어남(다중반사) • 신호(Signals)가 앞뒤로 바운싱(Bouncing)하면서 다른 깊이에서 인공물이 관찰되는 현상
거울 인공물 (Mirror artifact)	• 어떤 구조물이 강한 반사체에 의해 다른 면에도 보이게 되는 현상 • 횡격막(Diaphragm) 주위에서 자주 관찰되는 인공물(Artifact)

119 초음파 빔(Beam)의 감쇠(Attenuation)가 강한 구조물 아래에 있는 반사체(Reflector)에서 반사 진폭(Reflection amplitude)이 감소하는 현상을 무엇이라고 하는가?

Ⓐ Compression   Ⓑ Shadowing

Ⓒ Enhancement   Ⓓ Oscillation

 감쇠(Attenuation)와 관련된 인공물

그림자 (Shadowing)	• 강한 반사체나 감쇠가 강한 구조물 아래에서 에코의 강도(Strength)가 감소하여 나타남 • 담석(Gallstones)이나 신장결석(Renal calculi), 뼈(Bone)와 같은 구조물 아래에서 관찰됨
증강 (Enhancement)	• 약하게 감쇠하는 구조물 아래에서 에코가 증폭되어 나타남 • 방광과 같이 액체로 채워진 구조물 아래에서 관찰됨

120 다음 문장의 빈 칸에 들어갈 단어로 가장 적절한 것은?

┤보 기├
(①)주파수 트랜스듀서를 사용하면, Far field에서 빔(Beam)의 확산(Divergence)은 (②).

Ⓐ ① 저   ② 증가한다.
Ⓑ ① 저   ② 일정하다.
Ⓒ ① 고   ② 증가한다.
Ⓓ ① 고   ② 일정하다.

저주파수(Low frequency) 트랜스듀서를 사용하면, 원거리 영역(Far field)에서 빔(Beam)의 확산(Divergence)이 증가한다.

- 초점(Focal point)을 중심으로 트랜스듀서에서 초점까지 빔이 모아지는 영역을 근거리 영역(Near field = Fresnel zone)이라고 하고, 초점에서 빔이 확산되는 영역을 원거리 영역(Far field = Fraunhofer zone)이라고 한다.

121 다음 중에서 축방향(Axial) 해상력을 구하는 공식으로 맞는 것은?

Ⓐ $SPL \times 2$
Ⓑ $(SPL)^2$
Ⓒ $\dfrac{SPL}{2}$
Ⓓ $\sqrt{SPL}$

- 축방향(Axial) 해상력 : 초음파 빔(Beam)이 진행하는 방향에 있는 두 개의 미세한 구조물을 서로 구분해 내는 능력을 말한다.
- Axial resolution $= \dfrac{SPL}{2}$ 이므로, 공간 펄스 길이(SPL)가 짧으면 축방향(Axial) 해상력이 우수하다.
- 측방향(Lateral) 해상력 : 초음파 빔(Beam)이 진행하는 방향에 직각으로 위치하는(옆으로 위치하는) 두 개의 미세한 구조물을 구분해 내는 능력을 말한다.

122 다음 빈 칸에 들어갈 알맞은 단어로 적절한 것은?

┌─| 보 기 |──────────────────────────────────┐
│ Q factor는 트랜스듀서의 (   )와/과 (   )에 의해 결정된다. │
└───┘

Ⓐ Penetration & Output Power

Ⓑ Bandwidth & Penetration

Ⓒ Operating frequency & Output Power

Ⓓ Operating frequency & Bandwidth

• Q factor는 트랜스듀서의 동작 주파수(Operating frequency), 주파수 대역폭(Bandwidth)에 의해 결정된다.
• 대역폭(Bandwidth)이란 주파수 스펙트럼(Frequency Spectrum)의 너비(Width)를 의미하는 것으로, 트랜스듀서가 반응하는 주파수의 전반적인 범위를 말한다. 트랜스듀서에서 대역폭이 넓으면 Q factor가 낮은 트랜스듀서, 대역폭이 좁으면 Q factor가 높은 트랜스듀서라고 한다.

123 AIUM 100–mm 팬텀으로 팬텀의 상단에서만(On top only) 스캔한다고 할 때, 확인이 가능한 것을 모두 고르면?

Ⓐ Lateral resolution

Ⓑ Lateral resolution, Axial resolution

Ⓒ Axial resolution, Vertical distance calibration

Ⓓ Axial resolution, Vertical distance calibration, Horizontal distance calibration

AIUM 100–mm 팬텀으로 팬텀의 상단에서만(on top only) 스캔한다고 할 때 확인이 가능한 것은 Axial resolution, Vertical distance calibration, Horizontal distance calibration 등이 있으며, Lateral resolution은 상단에서만 스캔 시 확인되지 않는다.

124 다음 중 AIUM 테스트 팬텀에서 평가가 가능한 파라미터(Parameters)로 바르게 묶인 것은?

Ⓐ Azimuthal resolution, Axial resolution

Ⓑ Azimuthal resolution, Dynamic range

Ⓒ Axial resolution, Gray scale

Ⓓ Dynamic range, Gray scale

> 해설 AIUM 테스트 팬텀에서 평가할 수 있는 파라미터(Parameters)는 측방향(Azimuthal) 해상력과 축방향(Axial) 해상력이며, 동적 영역(Dynamic range)과 회색조(Gray scale)는 AIUM 테스트 팬텀에서 평가가 가능한 파라미터가 아니다.
> • Lateral = Azimuthal/Transverse/Angular
> • Axial = Range/Longitudinal/Depth

125 유체가 일정한 속도(Constant rate)로 균일하게 흐르는 상태를 일컫는 용어는?

Ⓐ Pulsatile flow

Ⓑ Phasic flow

Ⓒ Laminar flow

Ⓓ Turbulent flow

> 해설 유체가 일정한 속도(Constant rate)로 균일하게 흐르는 것을 층류(Laminar flow)라고 하며, 와류(Turbulent flow)에 대비되는 개념이다.

126 초음파(Ultrasound)에 대한 설명으로 가장 적합한 것은?

Ⓐ Vacuum을 통과하는 Longitudinal wave

Ⓑ Medium을 통과하는 Mechanical wave

Ⓒ Vacuum을 통과하는 Electromagnetic wave

Ⓓ Medium을 통과하는 Radio wave

초음파(Ultrasound)란 매질(Medium)을 통과하는 기계파(Mechanical wave)를 의미하며, 음파가 이동하기 위해서는 매질(Medium)이 존재해야 하는데, 진공(Vacuum) 상태나 우주(Space)에서는 공기(Air)나 어떤 매질이 없기 때문에 음파가 이동할 수 없다.

127 가청(Audible sound) 주파수의 범위로 가장 적절한 것은?

Ⓐ 약 20 Hz 미만

Ⓑ 약 20 Hz ~ 20 kHz 사이

Ⓒ 약 20 kHz 이상

Ⓓ 약 20 MHz 이상

가청(Audible sound) 주파수의 범위는 약 20 Hz ~ 20 kHz 사이에 해당한다.
• 초저 주파수(Infrasound) 영역 : 약 20 Hz 미만
• 가청 주파수(Audible sound) 영역 : 약 20 Hz ~ 20 kHz
• 초음파(Ultrasound) 영역 : 약 20 kHz 이상

128 다음 문장에서 빈 칸에 들어갈 단어로 가장 적합한 것은?

> **┤보 기├**
>
> 트랜스듀서는 (①) 에너지를 (②) 에너지로 변환시키는 역할을 한다.

Ⓐ ① Mechanical ② Electrical

Ⓑ ① Mechanical ② Electromagnetic

Ⓒ ① Electromagnetic ② Thermal

Ⓓ ① Thermal ② Mechanical

 트랜스듀서는 기계적(Mechanical) 에너지를 전기적(Electrical) 에너지로, 또 반대로 전기적 (Electrical) 에너지를 기계적(Mechanical) 에너지로 변환시키는 역할을 한다.

129 제동 물질(Damping material)의 역할에 대한 설명으로 바르지 않은 것은?

Ⓐ 후방 진동을 흡수한다.

Ⓑ SPL을 짧게 한다.

Ⓒ Lateral resolution을 향상시킨다.

Ⓓ Axial resolution을 향상시킨다.

 제동 물질(Damping material)
후방 흡음 물질(Backing material)이라고도 하며, 크리스털의 공명으로 인한 후방 진동(Vibration)을 흡수한다. 제동 물질(Damping material)은 펄스 지속 시간(Pulse Duration)과 공간 펄스 길이(SPL) 을 짧게 하여 축방향(Axial) 해상력을 향상시키는 역할을 한다.

측방향 해상력(Lateral resolution)은 초음파 빔이 확산되지 않고 좁을수록(가늘수록) 두 개의 미세한 구조물을 구분해 내기 쉽기 때문에, 집속(Focusing)을 하면 측방향 해상력(Lateral resolution)이 향상된다.

130 다음 빈 칸에 들어갈 단어로 가장 알맞은 것은?

> ┤보 기├
>
> 초음파가 매질(Medium)에 전파될 때, 매질 내 입자(Particles)가 이동(Displacement)하는데 입자가 가장 많이 집중되어 있는 구간을 (①) 구간이라고 하고, 입자가 가장 적게 집중되어 있는 구간을 (②) 구간이라고 한다.

Ⓐ ① Rarefaction   ② Compression

Ⓑ ① Demodulation   ② Rarefaction

Ⓒ ① Compression   ② Rectification

Ⓓ ① Compression   ② Rarefaction

 초음파가 매질(Medium)에 전파될 때, 매질 내 입자(Particles)가 이동(Displacement)하는데 입자가 가장 많이 집중되어 있는 구간을 압축(Compression) 구간이라고 하고, 입자가 가장 적게 집중되어 있는 구간을 희박(Rarefaction) 구간이라고 한다.

131 해상력(Resolution)에 대한 설명으로 바르지 않은 설명은?

Ⓐ Axial resolution은 초음파 빔(Beam)에 평행하게(Parallel) 위치한 2개의 구조물을 서로 구분해 낼 수 있는 능력을 의미한다.

Ⓑ Lateral resolution은 초음파 빔(Beam)에 직각으로 위치한 2개의 구조물을 서로 구분해 낼 수 있는 능력을 의미한다.

Ⓒ Range resolution은 Axial resolution을 의미한다.

Ⓓ Azimuthal resolution은 Axial resolution을 의미한다.

 Azimuthal resolution은 측방향(Lateral) resolution을 의미하며, 이 외에 Transverse resolution이라고도 한다. 축방향(Axial) resolution은 Range/Depth/Longitudinal resolution을 의미한다.

132 주파수를 높게 했을 때 예상되는 변화로 바르지 않은 것은?

Ⓐ Wavelength가 감소한다.

Ⓑ Penetration depth가 감소한다.

Ⓒ Resolution이 향상된다.

Ⓓ Beam width가 증가한다.

 주파수(Frequency)와 파장(Wavelength)은 서로 반비례 관계에 있으므로, 주파수를 높이면 파장(Wavelength)은 짧아지고, 빔(Beam)의 투과깊이(Penetration depth)가 감소한다.
- 빔 폭(Beam Width)은 측방향(Lateral) 해상력과 관련이 있으며, 빔 폭(Beam width)이 좁으면 측방향 해상력(Lateral resolution)이 뛰어나다. 빔 폭은 크리스털의 직경(Diameter)과 거의 동일하다.
- 동작 주파수(Operating frequency)가 높으면 크리스털 두께(Thickness)가 얇다.

133 다음 설명 중 옳지 않은 것은?

Ⓐ 초음파가 전파되기 위해서는 Medium이 필요하지 않다.

Ⓑ Sound는 Mechanical wave에 해당한다.

Ⓒ Wavelength는 Distance의 개념이다.

Ⓓ Acoustic impedance는 조직의 밀도(Density)와 조직 내 음속(Speed of Sound)을 서로 곱한 값이다.

 초음파가 전파되기 위해서는 매질(Medium)이 존재해야 하며, 매질이 없는 진공(Vacuum)이나 우주(Space)에서는 전파될 수 없다.
Ⓑ 소리(Sound)는 종파 방식의 기계파(Longitudinal, Mechanical wave)에 속한다.
Ⓒ 파장(Wavelength)은 음파(Sound wave)가 한 사이클에서 이동하는 거리를 의미하며, 단위는 meters(m), millimeters(mm)이다.
Ⓓ 음향 저항(Acoustic impedance, Z)
$Z = \rho \cdot c$
여기서, ρ : 조직의 밀도(Density), c : 조직 내 음속(Speed of Sound)

PART 02 | 실전 모의고사

134 연부 조직 1 cm의 깊이에 위치한 반사체에서 나오는 에코가 왕복 주행하는 시간(Round trip time)은?

Ⓐ 26 sec

Ⓑ 26 ms

Ⓒ 13 ms

Ⓓ 13 μs

 연부 조직 1 cm에 있는 반사체의 에코는 전송되고 다시 트랜스듀서로 되돌아오는 데 13 μs (micro seconds)의 왕복 주행 시간(Round trip time)이 소요된다.

135 다음 중 음속(Sound speed)이 가장 빠른 것은?

Ⓐ Air

Ⓑ Bone

Ⓒ Blood

Ⓓ Muscle

 선택지 중에서 음속(Sound speed)이 가장 빠른 것은 Bone이다.

매질(Medium)의 종류에 따른 전파속도(Propagation Speed)						
Air	Fat	Water	Soft tissue	Blood	Muscle	Bone
330 m/s	1,440 m/s	1,480 m/s	(평균) 1,540 m/s	1,560 m/s	1,600 m/s	4,080 m/s
←————————————— Slow				Fast —————————————→		

136 포유류(Mammals)에서 초음파의 생물학적 효과(Bioeffects)가 확인되지 않는 것으로 AIUM에서 정하는 노출(Exposure) 수준으로 가장 적합한 것은?

Ⓐ SPTA 100 mW/cm^2 미만

Ⓑ SPTA 1 W/cm^2 미만

Ⓒ SPTP 100 mW/cm^2 미만

Ⓓ SPTP 1 W/cm^2 미만

포유류(Mammals)에서 초음파의 생물학적 효과(Bioeffects)가 확인되지 않는 것으로 AIUM에서 정하는 노출(Exposure) 수준은 SPTA 100 mW/cm^2 미만이다.

※ SPTA : Spatial Peak-Temporal Average

비-집속형 트랜스듀서(Unfocused Transducer)	SPTA < 100 mW/cm^2
집속형 트랜스듀서(Focused Transducer)	SPTA < 1,000 mW/cm^2 = 1 W/cm^2

137 펄스파(PW) 시스템의 반복 인자(Duty Factor)로 가장 적합한 것은?

Ⓐ 1%   Ⓑ 20%
Ⓒ 50%   Ⓓ 100%

 펄스파(Pulsed wave) 시스템의 반복 인자(Duty Factor)는 0.001~0.010이며, 백분율로 나타내면 0.1~1%(약 1% 미만)이다.

138 연속파 도플러(CW Doppler) 시스템의 반복 인자(Duty Factor)로 가장 적합한 것은?

Ⓐ 0.1%   Ⓑ 1%
Ⓒ 50%   Ⓓ 100%

 연속파 도플러(CW Doppler) 시스템의 반복 인자(Duty Factor)는 1이며, 백분율로 나타내면 100%이다.

139 공간 펄스 길이(SPL)가 짧으면 예상되는 변화로 가장 적합한 것은?

Ⓐ Axial resolution이 향상된다.

Ⓑ Compression이 증가한다.

Ⓒ Clutter가 증가한다.

Ⓓ Gain이 증가한다.

 Axial resolution = $\dfrac{SPL}{2}$ 이므로 공간 펄스 길이(SPL)가 짧으면, 축방향(Axial) 해상력이 우수하다.

140 다음 설명 중 옳지 않은 것은?

Ⓐ Attenuation coefficient의 단위는 dB/cm/MHz이다.

Ⓑ Acoustic impedance의 단위는 rayls이다.

Ⓒ B-mode 초음파의 종류에는 Real-time scan, Static scan, M-mode 등이 있다.

Ⓓ 물과 공기 사이의 Reflection coefficient는 약 100%이다.

 B-mode 초음파의 종류에는 실시간(Real-time) scan, 정적(Static) scan이 포함되며, M-mode는 B-mode와 같이 별도의 상위 모드로 분류된다.
 • 2개 매질의 경계면(Boundaries)에서 임피던스 차이(Impedance Mismatch)가 크면 반사 (Reflection)되는 정도도 커지는데, 공기(Air)의 음향 임피던스는 매우 작아, 물과 공기 사이의 반사 계수(Reflection coefficient)는 약 100%이다.

141 음향 저항(Acoustic impedance)을 결정하는 인자로 바르게 묶인 것은?

Ⓐ Density, Frequency

Ⓑ Stiffness, Frequency

Ⓒ Frequency, Period

Ⓓ Density, Stiffness

음향 임피던스(Acoustic impedance)
음파(Sound wave)에 대한 매질(Medium)의 저항을 의미하며, 저항을 Z, 매질의 밀도(Density)를 ρ, 음속(Speed of Sound)을 c라고 할 때, $Z = \rho \cdot c$로 나타낼 수 있다. 음속은 매질의 밀도(Density)와 경도(Stiffness)에 따라 결정된다.

142 다음 빈 칸에 들어갈 단어로 가장 적절한 것은?

┤보기├

Rayleigh scattering이란, 입자(Particles)의 크기가 (　　　　　) 때 발생한다.

Ⓐ 5 mm 이상일

Ⓑ Wavelength와 동일할

Ⓒ Wavelength보다 작을

Ⓓ Wavelength보다 클

 레일리 산란(Rayleigh scattering)이란, 입자(Particles)의 크기(Dimension)가 파장보다 작을 때 (Smaller than a wavelength) 발생하며, 일반적으로 레일리 산란의 파장은 약 1 mm 정도 된다.

143 1 MHz의 트랜스듀서로 1 cm의 연부 조직(Soft tissue)을 스캔한다면, 초음파 빔(Beam)이 감쇠(Attenuation)되는 정도는 대략 몇 dB인가?

Ⓐ 0.5 dB

Ⓑ 1 dB

Ⓒ 10 dB

Ⓓ 100 dB

 일반적으로 1 MHz의 트랜스듀서로 1 cm의 연부 조직(Soft tissue)을 스캔할 때 초음파 빔(Beam)이 감쇠되는 값은 0.5 dB/cm/MHz이다.

144 정반사(Specular Reflection)가 발생하는 경우는?

Ⓐ Incident angle이 Reflective angle보다 2배 더 큰 경우에 발생한다.

Ⓑ Incident angle이 Reflective angle보다 3배 더 큰 경우에 발생한다.

Ⓒ Incident angle과 Reflective angle이 서로 동일한 경우에 발생한다.

Ⓓ Incident angle이 Reflective angle의 $\frac{1}{2}$ 로 작은 경우에 발생한다.

> **해설** 정반사(Specular reflection)는 입사각(Incident angle)과 반사각(Reflective angle)이 서로 동일한 경우에 발생한다.

★★
145 Spectral Doppler Display에서 관찰되는 인공물(Artifact) 중에 하나로, 기준선(Baseline) 의 위와 아래 2군데에 동일한 도플러 스펙트럼(Doppler Spectrum)이 관찰되는 인공물은?

Ⓐ Mirror artifact

Ⓑ Flash artifact

Ⓒ Cross-talk artifact

Ⓓ Aliasing

> **해설** 혼선(Cross-talk) 인공물(Artifact)이란 Spectral Doppler display에서 관찰되는 인공물 중에 하나로, 기준선(Baseline)의 위/아래 2군데에 동일한 도플러 스펙트럼(Doppler spectrum)이 관찰된다. 실제 혈류의 흐름은 일방향(Unidirection)이지만, 마치 혈류가 스펙트럼상에서 양방향(Bidirection)으로 흐르는 것처럼 보인다. 발생원인은 도플러 수신 게인(Doppler receiver gain)이 너무 높게 세팅되어 있거나 조사각(Insonation angle)이 거의 90°에 가까울 때 발생한다.

146 다음 설명 중 옳지 않은 것은?

Ⓐ Frequency가 증가하면 Backscatter는 감소한다.

Ⓑ Duty Factor의 단위는 없다(Unitless).

Ⓒ Mirror artifact는 Diaphragm 주변에서 관찰되기도 한다.

Ⓓ 2개의 매질 사이의 경계면에서 반사되거나 전파되는 에너지의 양은 Acoustic impedance의 Mismatch에 따라 결정된다.

 주파수(Frequency)가 증가하면 후방산란(Backscatter)도 같이 증가한다.
Ⓑ 반복 인자(Duty Factor)는 단위가 없고(Unitless), 백분율(%)로 표현할 수 있다.
Ⓒ 거울 인공물(Mirror artifact)은 횡격막(Diaphragm) 주변에서 쉽게 관찰된다.
Ⓓ 2개의 매질 사이의 경계면에서 반사되거나 전파되는 에너지의 양은 음향 저항(Acoustic impedance)의 불일치(Mismatch) 정도에 따라 결정된다.

147 대역폭(Bandwidth)을 증가시켰을 때 기대할 수 있는 효과와 동일한 결과를 가져올 수 있는 방법으로 가장 적절한 것은?

Ⓐ Damping을 증가시킨다.

Ⓑ Q factor를 높인다.

Ⓒ Period를 감소시킨다.

Ⓓ 트랜스듀서에 젤(Gel)을 도포한다.

 • 대역폭(Bandwidth)이란 주파수 스펙트럼(Frequency spectrum)의 너비(Width)를 의미하는 것으로, 트랜스듀서가 반응하는 주파수의 전반적인 범위를 말한다.
• 제동(Damping)은 진동(Vibration)을 흡수하고 펄스 내 사이클 수를 감소시키는 역할을 하기 때문에, 대역폭(Bandwidth)을 넓게 하거나 제동(Damping)을 증가시키면 트랜스듀서의 Q factor 값이 낮아지고, 대역폭을 좁히거나 제동을 감소시키면 트랜스듀서의 Q factor 값이 높아진다.

148 파장(Wavelength)이 반으로 감소하면, 주파수(Frequency)는 어떻게 변하는가?

Ⓐ One-half

Ⓑ Twofold

Ⓒ Fourfold

Ⓓ 주파수와 관련 없다.

$\lambda = \dfrac{c}{f}$ 이므로, 파장(Wavelength)과 주파수(Frequency)는 서로 반비례 관계에 있으며, 파장이 반으로 감소하면, 주파수는 2배 증가한다.
One-half는 반으로 감소, Ⓑ Twofold는 2배 증가, Ⓒ Fourfold는 4배 증가를 의미한다.

149 다음 중에서 맞는 설명은?

Ⓐ 일반적으로 주로 사용되는 트랜스듀서는 PZT(Lead Zirconate Titanate)이다.

Ⓑ Linear array 트랜스듀서에서는 Transmit delay focusing 기법으로 Axial resolution을 향상시킨다.

Ⓒ PRF는 펄스가 발생하는 데 걸리는 시간을 의미한다.

Ⓓ Demodulation은 사용자가 조절하는 인자이다.

선택지 중에서 맞는 설명은 Ⓐ이며, 주로 사용되는 트랜스듀서는 PZT(Lead Zirconate Titanate)이다.
Ⓑ 선형 배열(Linear array) 트랜스듀서에서는 전송 지연 집속(Transmit delay focusing)기법으로 Beam을 좁게(Narrow) 만들어 측방향(Lateral) 해상력을 향상시킨다(axial ×).
Ⓒ 펄스 반복 주파수(PRF)는 "초당 발산되는 펄스의 수"로 정의한다(시간 ×).
Ⓓ 사용자(Operator)가 조절하는 기능은 증폭(Amplification), 보상(Compensation), 거부(Reject) 등이 있으며, 복조(Demodulation)나 압축(Compression)은 사용자가 조절하는 기능이 아니다.

150 고주파수(High frequency)의 트랜스듀서를 사용하였을 때 예상되는 결과로 맞는 것은?

Ⓐ Beam의 Penetration이 증가한다.

Ⓑ Beam의 Penetration이 감소한다.

Ⓒ Beam의 Penetration에 영향을 주지 않는다.

Ⓓ Wavelength가 증가한다.

 고주파수(High frequency)의 트랜스듀서를 사용하면 파장(Wavelength)이 짧고 빔(Beam)의 투과(Penetration)가 짧아, 관찰하고자 하는 구조물의 깊이에 맞게 적절한 주파수를 선택해야 한다.
- Long PRP, Low PRF는 영상 깊이(Imaging depth)가 깊다.
- Short PRP, High PRF는 영상 깊이(Imaging depth)가 얕다.

151 펄스 에코(Pulsed Echo) 트랜스듀서의 Backing materials에 관한 설명으로 가장 적합한 것은?

Ⓐ 에폭시 수지(Epoxy Resin), 고무(Rubber) 등을 주로 이용한다.

Ⓑ 텅스텐(Tungsten), 코르크(Cork)는 이용되지 않는다.

Ⓒ Damping 목적으로 사용하지 않는다.

Ⓓ 제동 물질을 거의 사용하지 않고 공기로 채운다.

 펄스 에코 초음파의 트랜스듀서에서는 제동(Damping)의 목적으로, Backing material(= Damping material)을 사용하며, 에폭시 수지(Epoxy Resin), 텅스텐(Tungsten), 코르크(Cork), 고무(Rubber) 등을 주로 사용한다.

152

다음 중 연속파 도플러(CW Doppler) 트랜스듀서에서 주로 이용되는 제동 물질(Backing material)로 가장 적합한 것은?

Ⓐ Epoxy Resin

Ⓑ PZT(Lead Zirconate Titanate)

Ⓒ Water

Ⓓ Air

> **해설**
> 연속파 도플러(CW Doppler) 트랜스듀서에서는 제동 물질(Damping material)을 거의 사용하지 않고 공기로 채운다.
> - 펄스 에코 초음파의 트랜스듀서에서는 제동 물질(Damping Material)로 에폭시 수지(Epoxy Resin), 텅스텐(Tungsten), 코르크(Cork), 고무(Rubber) 등을 주로 사용한다.
> - 압전 효과를 나타내는 물질에는 석영(Quartz), 토르말린(Tourmaline), 로셸염(Rochelle salt), PZT(Lead Zirconate Titanate), 타이탄산 바륨(Barium Titanate), 황산 리튬(Lithium Sulfate) 등이 있다.

153

다음 설명 중 옳지 않은 것은?

Ⓐ 하나의 사이클을 완성하는 데 걸리는 시간을 Period라고 한다.

Ⓑ Medium 내 초음파의 Propagation Speed는 매질의 Compressibility에 따라 결정된다.

Ⓒ Intensity는 Power에 Area을 곱한 값이다.

Ⓓ Axial resolution은 SPL을 반으로 나눈 값이다.

해설

강도(Intensity)는 힘(Power)을 면적(Area)으로 나눈 값이다. 이 외 나머지 선택지는 모두 맞다.

- 매질(Medium) 내 초음파의 전파속도(Propagation Speed)는 매질의 압축성(Compressibility)에 따라 결정된다.
- 음파가 매질을 통과하는 속도를 전파속도(Propagation Speed)라고 하며, 전파속도는 매질의 밀도(Density)와 경도(Stiffness)에 따라 결정된다.
- 밀도(Density)라는 것은 빽빽하게 밀집되어 있는 정도, 단위 부피당 얼마만큼의 질량을 차지하고 있는지를 나타내는 것이다. 경도(Stiffness)라는 것은 물질의 단단한 정도, 탄성력(Elasticity)이 얼마나 되는지를 나타낸다.
- 축방향 해상력(Axial resolution) $= \frac{\text{SPL}}{2}$

154 다음 빈 칸에 들어갈 단어로 적절하게 연결된 것은?

보 기

Near Zone Length를 길게 하려면, 주파수를 (①)하거나, 크리스털의 직경(Diameter)을 (②)하게 만들면 된다.

Ⓐ ① Decrease ② Increase

Ⓑ ① Increase ② Decrease

Ⓒ ① Decrease ② Decrease

Ⓓ ① Increase ② Increase

해설

근거리 영역 길이(Near Zone Length) $= \frac{D^2 f}{6}$ 이므로, 근거리 영역 길이(Near Zone Length)를 길게 하려면, 주파수(f)를 증가시키거나, 크리스털의 직경(Diameter, D)을 증가시킨다.

정답 154 Ⓓ

155 둥근 곡면(Rounded surface)에서 초음파 빔(Beam)이 굴절(Refraction)과 반사 (Reflection)되면서 그림자(Shadowing)가 생기는 인공물을 무엇이라고 하는가?

Ⓐ Specular reflection

Ⓑ Mirror artifact

Ⓒ Edge artifact

Ⓓ Comet tail artifact

> 해설
> 가장자리 인공물(Edge artifact)이란 초음파 빔(Beam)이 둥근 곡면(Rounded surface)에서 굴절 (Refraction)과 반사(Reflection)되면서 그림자(Shadowing)가 생기는 인공물을 말한다.

156 환자의 간(Liver)을 스캔하고 있는데, 의료용 수술 클립(Medical surgical clip)이 있는 곳에서 어떤 인공물(Artifact)이 관찰되는 것으로 보인다. 다음 중에서 이 인공물과 가장 관련이 있는 것은?

Ⓐ Side lobe artifact

Ⓑ Comet tail artifact

Ⓒ Propagation Speed Error

Ⓓ Enhancement

> 해설
> 혜성 꼬리 인공물(Comet tail artifact)은 금속(Metal)과 같이 강한 반사체가 있는 곳에서 주로 관찰되는 인공물이다. 임상에서 이러한 인공물이 관찰되는 대표적인 예는 의료용 수술 클립(Medical surgical clip)이나 심장 내 금속 판막 수술 환자 등이 있다.

157

초음파의 최신 기법 중, 조직(Tissue)에 물리적인 힘(Mechanical force)을 가하여 조직의
경도(Stiffness)를 평가하는 초음파 기법은?

Ⓐ Compounding

Ⓑ Harmonic

Ⓒ 3D Ultrasound

Ⓓ Elastography

 탄성 초음파(Elastography Ultrasound)는 최신 초음파 기법 중 하나로, 조직(Tissue)에 압박
(Compression)이나 전단파(Shear wave)와 같은 물리적인 힘(Mechanical force)을 가하여 조직의
탄성(Elasticity)을 평가하며, 주로 간이나 유방, 갑상선 검사 등에 사용된다.

158

다음 빈칸에 들어갈 적절한 단어로 연결된 것은?

┤보기├
Diagnostic Ultrasound의 일반적인 강도(Intensity)의 범위(Range)는 (①)(이)고,
Therapeutic Ultrasound의 일반적인 강도의 범위는 (②)(이)다.

Ⓐ ① SPTA $0.002 \sim 0.5$ W/cm^2 ② SPTA $0.5 \sim 2$ W/cm^2

Ⓑ ① SPTP $0.002 \sim 0.5$ W/cm^2 ② SPTP $0.5 \sim 2$ W/cm^2

Ⓒ ① SPTA $0.5 \sim 2$ W/cm^2 ② SPTA $0.002 \sim 0.5$ W/cm^2

Ⓓ ① SPTP $0.5 \sim 2$ W/cm^2 ② SPTP $0.5 \sim 2$ W/cm^2

 진단용(Diagnostic) 초음파의 일반적인 강도(Intensity)의 범위(Range)는 SPTA $0.002 \sim 0.5$ W/cm^2
이고, 치료용(Therapeutic) 초음파의 일반적인 강도의 범위는 SPTA $0.5 \sim 2$ W/cm^{2}이다.

159 초음파 검사 시, 표재성 구조물(Superficial object)을 관찰하고자 할 때, 다음 중 가장 적절한 트랜스듀서를 선택한다면?

Ⓐ 7 MHz, Short Focus

Ⓑ 3 MHz, Long Focus

Ⓒ 2 MHz, Short Focus

Ⓓ 7 MHz, Long Focus

> **해설** 표재성 구조물(Superficial structure)을 관찰하고자 할 때는 투과 깊이(Penetration depth)를 중요하게 고려하지 않아도 되므로, 주파수가 높고(High frequency) 초점이 짧아 얕은 깊이에 초점이 위치하는 트랜스듀서가 가장 적합하다.

160 펄스파 도플러(PW Doppler)와 연속파 도플러(CW Doppler) 비교 시, 연속파 도플러의 장점으로 맞는 것은?

Ⓐ Aliasing이 없다.

Ⓑ 위치 정보를 알 수 있다.

Ⓒ Doppler Shift가 없다.

Ⓓ Resistance가 없다.

> **해설** 펄스파 도플러(PW Doppler)와 비교 시, 연속파 도플러(CW Doppler) 초음파는 신호 겹침 현상(Aliasing)이 없다는 장점이 있으나, 위치 정보를 알 수 없다(Range ambiguity)는 단점이 있다. 이와 반대로 펄스파(Pulsed wave)는 깊이에 대한 정보를 얻을 수 있으나(Range specificity), 측정 가능한 속도에 제한이 있어 검출 가능한 최대 도플러 변이 주파수가 $\dfrac{PRF}{2}$ 보다 더 클 때 신호 겹침 현상(Aliasing)이 발생한다.

161 다음 설명 중에서 옳은 것은?

Ⓐ 트랜스듀서의 소독은 Heat sterilization이 바람직하다.

Ⓑ 트랜스듀서의 Autoclave에서 주기적으로 소독하는 것이 좋다.

Ⓒ Acoustic window로는 조직(Tissue)과 뼈(Bone)의 경계면이 적합하다.

Ⓓ 태아의 심장 검사 시에는 Frame rate 세팅을 높여야 한다.

태아의 심장과 같이, 빠르게 움직이는 구조물을 검사할 때에는 Frame Rate 세팅이 높아야 Flicker-free 영상을 얻을 수 있다.

Ⓐ, Ⓑ 트랜스듀서는 열 소독(Heat sterilization)을 하게 되면 크리스털이 압전(Piezoelectric) 성질을 잃고 극성(Polarization)이 없어진다. 고압 멸균기(Autoclave)의 사용도 금지된다.

Ⓒ 음향 창(Acoustic window)이란 초음파 빔(Beam)이 방해 없이 통과할 수 있는 경로를 의미하는데, 뼈(Bone)에서는 반사되거나 그림자 인공물이 발생할 수 있어 음향 창으로 적합하지 않고, 간 (Liver)이나 방광(Bladder) 등이 음향 창의 좋은 예가 된다.

162 다음 중 진단용(Diagnostic) 초음파에서 사용되는 PRF의 범위(Range)로 가장 알맞은 것은?

Ⓐ 0.5~4 kHz

Ⓑ 1~15 MHz

Ⓒ 1~10 kHz

Ⓓ 최소 5 MHz 이상

진단용(Diagnostic) 초음파에서 사용되는 펄스 반복 주파수(PRF)의 범위(Range)는 0.5~4 kHz 이다.

163 실시간 영상(Real time imaging)과 관련 있는 것들을 모두 선택하면?

┤보 기├

Static imaging, Dynamic imaging, A-mode, M-mode

Ⓐ Static imaging

Ⓑ Static imaging, Dynamic imaging

Ⓒ A-mode, M-mode

Ⓓ Dynamic imaging, A-mode, M-mode

 실시간 영상(Real time imaging)과 관련 있는 것은 동적 영상(Dynamic imaging), A-mode, M-mode 등이 있으며, Static imaging은 정적 영상으로 Real time이 아니다.

164 단위가 없는(Unitless) 인자는?

Ⓐ Volume

Ⓑ Duty Factor

Ⓒ Power

Ⓓ Intensity

 단위가 없는 것(Unitless)은 반복 인자(Duty Factor), Q factor 등이 있다.
Ⓐ 부피(Volume)의 단위 : m^3, cm^3
Ⓒ 힘(Power)의 단위 : Watts(W)
Ⓓ 강도(Intensity)의 단위 : Watts per centimeter squared(W/cm^2)

165 음향 증강(Acoustic enhancement) 효과가 관찰될 것으로 예상할 수 있는 구조물은?

Ⓐ Solid mass

Ⓑ Cystic mass

Ⓒ Calcified mass

Ⓓ Near diaphragm

 음향 증강(Acoustic enhancement) 효과는 액체성 덩어리(Cystic mass)와 같이, Fluid-filled 구조물 아래에서 초음파 빔(Beam)이 약하게 감쇠(Attenuation)되어 발생한다.

증강(Enhancement)	약하게 감쇠하는 구조물 아래에서 에코가 증폭되어 나타남 예 방광과 같이 액체로 채워진 구조물 아래에서 관찰됨

166 그림자 인공물(Shadowing artifact)이 관찰될 것으로 예상할 수 있는 구조물은?

Ⓐ Urinary bladder

Ⓑ Gallbladder

Ⓒ Gallstone

Ⓓ Fatty liver

 그림자 인공물(Shadowing artifact)은 강한 반사체(Reflector)나 감쇠(Attenuation)가 강한 구조물 아래에서 발생하며, 담석(Gallstone)과 같이 석회화된(Calcified) 병변에서 주로 관찰된다.

167 1.5D array 트랜스듀서의 장점으로 가장 적합한 것은?

Ⓐ Static focusing

Ⓑ Mechanical lens with a fixed focus

Ⓒ Dynamic focusing in elevation

Ⓓ Fixed aperture

- 1D나 1.25D와 비교하여, 1.5D array 트랜스듀서의 장점은 높이(Elevation)에서 Dynamic focusing 이 가능해, Mid-field와 Far-field에서 뛰어난 대조도 해상력(Contrast resolution)을 보여준다.
- 고정 집속(Static focusing), 고정 집속의 기계적 렌즈(Mechanical lens with a fixed focus) 사용, 고정 구경(Fixed aperture) 등은 1D나 1.25D 트랜스듀서의 특징에 해당한다.

168 연속파 도플러(Continuous wave doppler) 시스템의 압전(Piezoelectric) 크리스털에 대한 설명으로 바른 것은?

Ⓐ Piezoelectric 크리스털 1개로 연속해서 신호를 보내고 받는다.

Ⓑ Piezoelectric 크리스털 2개를 사용하여 각각 신호를 보내고 받는다.

Ⓒ Piezoelectric 크리스털 4개를 사용하여 2개씩 짝을 지어 신호를 보내고 받는다.

Ⓓ 연속파 도플러 시스템에서는 Piezoelectric 크리스털이 필요 없다는 장점이 있다.

연속파 도플러(CW Doppler) 시스템에서는 2개의 압전(Piezoelectric) 크리스털을 사용하는 데 한 개는 전송용(for transmitting), 나머지 한 개는 수신용(for receiving)으로 사용된다.

★★
169 다음 중에서 가장 큰 도플러 변이(Doppler shift)를 얻을 수 있는 경우는?

Ⓐ Beam이 혈관에 90° 입사할 때

Ⓑ Beam이 혈관에 70° 입사할 때

Ⓒ Beam이 혈관에 45° 입사할 때

Ⓓ 도플러 각에 상관없이 항상 일정하다.

> **해설** 선택지 중에서 가장 큰 도플러 변이(Doppler shift)를 얻을 수 있는 경우는, 선택지 중에서 도플러 각이 제일 작은 Ⓒ가 정답이다. 도플러 각이 90°에 가깝게 커지면 cosine 값이 작아 도플러 변이(Doppler shift)가 가장 작고, 도플러 각이 0°에 가깝게 작아지면 cosine 값이 커져 도플러 변이가 크다.

170 임상에서 도플러 검사 시, 가장 바람직한 영상을 얻을 수 있는 도플러 각(Doppler angle)으로 적절한 것은?

Ⓐ 0 ~ 30°

Ⓑ 30 ~ 60°

Ⓒ > 60°

Ⓓ 90°

> **해설** 임상에서 도플러 검사 시, 가장 바람직한 영상을 얻을 수 있는 도플러 각(Doppler Angle)은 30 ~ 60°이며, 이 각도를 벗어나면 오차가 커진다.

171 초음파 빔(Beam)의 깊이에 따른 감쇠(Attenuation)를 최소화할 수 있는 조절 장치로 가장 적합한 것은?

Ⓐ Wall Filter

Ⓑ Frame rate

Ⓒ PZT

Ⓓ Time Gain Compensation

초음파 빔(Beam)의 감쇠(Attenuation)를 최소화할 수 있는 조절 장치는 Time Gain Compensation (TGC)으로 깊이에 따라 감쇠를 보상해 주는 기능을 갖고 있다. 이는 Depth Gain Compensation이라고도 한다.

172 SPL이 길면 예상되는 결과로 가장 적합한 것은?

Ⓐ Axial resolution이 향상된다.

Ⓑ Transverse resolution이 향상된다.

Ⓒ Depth resolution이 저하된다.

Ⓓ Spatial resolution이 저하된다.

공간 펄스 길이(SPL)는 축방향(Axial) 해상력과 관련 있는 인자로, Axial resolution $= \dfrac{SPL}{2}$ 이므로, 공간 펄스 길이(SPL)가 길면 축방향(Axial) 해상력은 저하된다.

Ⓐ Axial resolution = Range/Longitudinal/Depth resolution

173 근거리 영역 길이(Near Zone Length)를 결정하는 인자로 가장 적합한 것은?

Ⓐ Thickness, Depth Gain Compensation

Ⓑ Frequency, Diameter

Ⓒ Frequency, Depth Gain Compensation

Ⓓ Diameter, Thickness

 선택지 중에서 근거리 영역 길이(Near Zone Length)를 결정하는 인자로 가장 적합한 인자는 Frequency와 Diameter이다.

- NZL(Near Zone Length) $= \dfrac{D^2}{4\lambda} = \dfrac{D^2 f}{6}$

174 초음파의 평균 전파속도(Average Propagation Speed)로 가장 적합한 것은?

Ⓐ 1,540 cm/s

Ⓑ 1.54 m/μs

Ⓒ 1,540 mW/cm^2

Ⓓ 1.54 mm/μs

 초음파의 평균 전파속도(Average Propagation Speed)는 1.54 mm/μs(=1,540 m/s)이다.

175 Pulse Duration이 10 μs이고, PRP가 1,000 μs이라고 할 때, Duty Factor를 구한 값으로 맞는 것은?

Ⓐ 0.01%

Ⓑ 0.1%

Ⓒ 1%

Ⓓ 100%

176 다음 중 초음파로 정의할 수 있는 주파수(Frequency)의 범위로 가장 적합한 것은?

Ⓐ 2 Hz

Ⓑ 20 Hz

Ⓒ 2~10 kHz

Ⓓ 20 kHz

- 초저 주파수(Infrasound) 영역 : 약 20 Hz 미만
- 가청 주파수(Audible sound) 영역 : 약 20 Hz ~ 20 kHz
- 초음파(Ultrasound) 영역 : 약 20 kHz 이상

177 축방향(Axial) 해상력을 결정하는 인자로 가장 적합한 것은?

Ⓐ Spatial Pulse Length

Ⓑ Spatial resolution

Ⓒ Incident angle

Ⓓ Reflective angle

축방향 해상력(Axial resolution)을 결정하는 인자는 공간 펄스 길이(SPL)이며, SPL이 짧으면 축방향 해상력(Axial resolution)이 우수하다.

178 동적 범위(Dynamic range)가 좁은 경우, 대조도 해상력(Contrast resolution)은?

Ⓐ 낮다.

Ⓑ 높다.

Ⓒ 항상 일정하다.

Ⓓ 증가하다가 한계치를 넘으면 감소한다.

 동적 범위(Dynamic range)란 시스템에서 재생 가능한 최대 진폭(Maximum amplitude)과 최소 진폭(Minimum amplitude)의 비(Ratio)를 의미하는데, 동적 범위가 넓으면(Wide) 다양한 진폭을 담고 있기 때문에 상호 간의 대조도 해상력이 낮고, 동적 범위가 좁으면(Narrow) 한정된 진폭만을 담고 있어 상호 간의 대조도 해상력이 높다.

179 도플러 변이 주파수(Doppler Shift Frequency)가 0인 경우는?

Ⓐ 빔(Beam)과 혈류(Flow)의 방향이 0° 일 때

Ⓑ 빔(Beam)과 혈류(Flow)의 방향이 30° 일 때

Ⓒ 빔(Beam)과 혈류(Flow)의 방향이 90° 일 때

Ⓓ 빔(beam)과 혈류(Flow)의 방향이 180° 일 때

 도플러 변이 주파수(Doppler Shift Frequency)가 0인 경우는 빔(Beam)과 혈류(Flow)의 방향이 90°일 때이다.

도플러 공식(Doppler equation)

$$f_D = \frac{2f_o v \cdot \cos\theta}{c}$$

※ $\cos 0° = 1$, $\cos 90° = 0$, $\cos 180° = -1$이다.

180 Depth Gain Compensation의 사용 목적으로 가장 적합한 것은?

Ⓐ Penetration을 좀 더 깊게 하기 위해서

Ⓑ Overall brightness를 향상시키기 위해서

Ⓒ Attenuation 효과를 보상하기 위해서

Ⓓ 기계의 오동작(Machine Error)을 보상하기 위해서

 Depth Gain Compensation 장치는 깊이에 따른 초음파 빔(Beam)의 깊이에 따른 감쇠(Attenuation) 효과를 보상하기 위한 조절 장치이다.

181 음향 증강(Acoustic enhancement) 효과를 관찰할 수 있는 경우는?

Ⓐ Calcified structure 아래에서

Ⓑ Metal structure 아래에서

Ⓒ 약하게 감쇠하는(Weakly attenuated) 구조물 아래에서

Ⓓ Propagation Speed의 차이가 큰 구조물 사이에서

 음향 증강(Acoustic Enhancement) 효과는 약하게 감쇠하는(Weakly Attenuated) 구조물 아래에서 주로 관찰되는 인공물이다.

증강(Enhancement)	약하게 감쇠하는 구조물 아래에서 에코가 증폭되어 나타남 예 방광과 같이 액체로 채워진 구조물 아래에서 관찰됨

182 Angular resolution에 관한 설명으로 맞는 것은?

Ⓐ 고주파수(High frequency) 트랜스듀서를 사용하면 저하된다.

Ⓑ Beam Width에 따라 결정된다.

Ⓒ Gain에 따라 결정된다.

Ⓓ TGC에 따라 결정된다.

- Angular resolution이란 측방향(Lateral) 해상력을 의미하며 빔 폭(Beam Width)에 따라 결정된다.
- 빔 폭(Beam Width)은 측방향(Lateral) 해상력과 관련 있으며, 빔 폭(Beam Width)이 좁으면 측방향(Lateral) 해상력이 뛰어나다.
  - Lateral resolution = Azimuthal/Transverse/Angular resolution
  - Axial resolution = Range/Longitudinal/Depth resolution

183 연부 조직(Soft tissue)에서 실제 전파속도(Propagation Speed)가 1,800 m/s라고 한다면, 모니터에서 구조물이 영상화되는 위치는?

Ⓐ 실제보다 얕은 곳에(Shallower)

Ⓑ 실제보다 깊은 곳에(Deeper)

Ⓒ 실제 위치와 변화 없다.

Ⓓ 모니터에 영상화되지 않는다.

초음파 기기에서 연부 조직 내 전파 속도(Propagation speed)는 1,540 m/s로 가정하기 때문에, 실제 전파 속도(Propagation speed)가 이보다 더 빠르다면, 에코의 도착 시간(Arrival time)이 예상보다 빨라지므로, 실제보다 더 가까운(얕은) 위치에 영상화된다.

전파속도 오류 (Propagation speed error)	초음파 빔(Beam)이 한 매질에서 다른 매질로 통과할 때 전파속도가 기준보다 빠르면 에코가 실제 위치보다 가깝게 표현되고, 전파속도가 기준보다 느리면 실제 위치보다 멀리 표현되는 현상

184 연부 조직(Soft tissue)에서 실제 전파 속도(Propagation Speed)가 1,200 m/s라면, 영상 모니터에서 구조물이 디스플레이 되는 위치는?

Ⓐ 실제보다 얕은 곳에(Shallower)

Ⓑ 실제보다 깊은 곳에(Deeper)

Ⓒ 실제 위치와 변화 없다.

Ⓓ 모니터에 디스플레이 되지 않는다.

> 해설 실제 전파속도(Propagation Speed)가 이보다 더 느리기 때문에, 실제보다 더 먼(= 깊은) 위치에 영상화된다.

185 Focused beam의 강도(Intensity)에 대한 설명으로 맞는 것은?

Ⓐ Focal zone에서 가장 크다.

Ⓑ Fresnel zone에서 가장 크다.

Ⓒ Fraunhofer zone에서 가장 크다.

Ⓓ 모든 영역에서 동일하다.

> 해설 프레넬 영역(Fresnel field)은 근거리 영역(Near field)을 일컬으며, 프라운호퍼 영역(Fraunhofer field)은 원거리 영역(Far field)을 말한다. 초점에서 강도가 제일 세다.

186

주파수가 3 MHz인 파(Wave)가 연부 조직(Soft tissue)을 통과할 때 파장(Wavelength)을 계산하면?

Ⓐ Approximately 0.3 mm

Ⓑ Approximately 0.5 mm

Ⓒ Approximately 4.5 mm

Ⓓ Approximately 1 mm

해설 주파수와 파장의 공식은 아래와 같다.

파장(λ) 공식	$\lambda = \dfrac{c}{f}$ 여기서, c : 전파속도(Propagation Speed) f : 주파수(Frequency)
연부조직에서 파장 구하는 공식	$\lambda_{(in\ soft\ tissue)} = \dfrac{1.54\ mm}{f(MHz)}$

$\lambda = \dfrac{c}{f} = \dfrac{1.54\ mm/\mu s}{3\ MHz} = 0.51\ mm$이므로, 선택지 중에서 가장 근사한 값은 Ⓑ이다.

187

다음 설명 중 옳지 않은 것은?

Ⓐ 3 dB이 감쇠(Attenuation)하면, 에코의 Intensity는 반으로 감소한다.

Ⓑ SPL이 짧으면 Axial resolution이 우수하다.

Ⓒ Damping을 적용하면 Axial resolution이 향상된다.

Ⓓ Damping을 적용하면 Sensitivity가 향상된다.

해설 제동(Damping)을 적용하면 펄스 내 사이클의 수가 감소하므로 작은 진폭의 미세한 에코가 제거되면서 민감도(Sensitivity)가 저하된다.

Ⓐ 3 dB 감쇠하면 에코의 강도(Intensity)는 2분의 1로 감소하며, 6dB 감쇠하면 강도는 4분의 1로 감소한다(3 dB 규칙).

Ⓒ 제동(Damping)을 적용하면 펄스 내 사이클의 수가 감소하여 공간 펄스 길이(SPL)가 짧아져 축방향(Axial) 해상력이 향상된다.

188 넓은 대역폭(Broad bandwidth)을 가진 트랜스듀서의 장점으로 가장 적합한 것은?

Ⓐ Q factor가 낮다.

Ⓑ Q factor가 높다.

Ⓒ Contrast resolution이 뛰어나다.

Ⓓ Aliasing 현상이 없다.

- 대역폭을 넓게 하거나 제동(Damping)을 증가시키면 트랜스듀서의 Q factor 값이 낮아지고, 대역폭을 좁히거나 제동을 감소시키면 트랜스듀서의 Q factor 값이 높아진다.
- 제동(Damping)을 적용하면 펄스 내 사이클의 수가 감소하고 공간 펄스 길이(SPL)가 짧아져 축방향 해상력(Axial resolution)이 향상된다.

189 스캔 선 밀도(Scan Line Density)를 증가시켰을 때 기대할 수 있는 효과로 가장 적절한 것은?

Ⓐ Axial resolution이 저하된다.

Ⓑ Lateral resolution이 저하된다.

Ⓒ Axial resolution이 향상된다.

Ⓓ Lateral resolution이 향상된다.

스캔 선(Scan lines)의 개수는 측방향(Lateral) 해상력에 영향을 미치는데, 스캔 선 밀도(Scan Line Density)가 높으면 Lateral resolution이 뛰어나다.
※ Axial resolution은 공간 펄스 길이(SPL)와 관련이 있으며, SPL이 짧으면 Axial resolution이 뛰어나다.

190 원거리 영역(Far field)을 의미하는 다른 용어로 알맞은 것은?

Ⓐ Lamina

Ⓑ Focal point

Ⓒ Fresnel zone

Ⓓ Fraunhofer field

초음파의 빔(Beam)은 크게 3가지 영역으로 나눌 수 있는데, 초점(Focal point)을 중심으로 트랜스듀서에서 초점까지 빔이 모아지는 영역을 근거리 영역(Near field = Fresnel zone)이라고 하고, 초점에서 빔이 확산되는 영역을 원거리 영역(Far field = Fraunhofer zone)이라고 한다.

191 초음파 빔(Beam)이 2개의 서로 다른 매질(Medium) 사이의 경계면(Boundary)을 통과하면서 구부러지는 현상을 설명하는 이론으로 가장 적합한 것은?

Ⓐ Snell's law

Ⓑ Bernoulli's principle

Ⓒ Huygen's principle

Ⓓ Nyquist theory

스넬의 법칙(Snell's Law)이란 2개 물질 사이의 경계면(Interface)에서 파의 속도(Wave velocity)에 차이가 있을 때 발생하며 파동이 굴절(Refraction)하는 현상을 설명하는 법칙이다.
Ⓑ 베르누이 이론(Bernoulli's principle) : 액체의 흐르는 속도가 증가하면 압력이 감소하고, 흐르는 속도가 감소하면 압력이 증가한다는 이론이다.
Ⓓ 나이퀴스트 이론(Nyquist theory) : 신호 겹침 현상(Aliasing)과 관련 있는 내용으로, 펄스파(PW) 초음파는 일정한 시간 간격을 두고 간헐적으로 신호를 주고받는데, 전송된 신호를 다시 받을 때 listening time의 시간 간격이 너무 길어지면, 전송된 신호의 일부가 검출되지 않아 온전히 기록할 수 없게 된다. 그 한계를 나이퀴스트 한계(Nyquist Limit)라고 하며, 한계를 넘어선 신호는 180°를 초과하여 겹쳐지게 표시된다.

192 다음 설명 중 옳지 않은 것은?

Ⓐ Annular array Real-time scanner는 Beam을 전자적으로 조종한다(Electronically steering).

Ⓑ Soft tissue와 Gas 사이의 경계면에서 Beam의 Reflected percentage는 약 90% 이상으로 매우 높다.

Ⓒ Fat과 Muscle 사이의 경계면에서 빔의 반사율은 약 10% 이하로 매우 낮다.

Ⓓ Piezoelectric crystal은 전압을 가하면 진동한다.

> **해설**
> 환상 배열형(Annular array) 실시간 스캐너(Real-time scanner)는 빔(Beam)을 기계적으로 조종한다(Mechanically steering).
> Ⓑ 가스의 음향 저항(Acoustic impedance)은 연부 조직(Soft tissue)의 음향 저항과 비교하여 매우 작기 때문에, 거의 100% 반사된다.
> Ⓒ 지방(Fat)과 근육(Muscle) 사이의 경계면에서 빔의 반사율(Reflected percentage)은 약 1~10% 이하로 매우 낮다.
> Ⓓ 압전(Piezoelectric) 크리스털은 전압을 가하면 진동하는 성질이 있다.

193 초음파 검사 시, Water Path Offset을 사용하는 경우가 있다. 다음 중 Water Path Offset을 사용하는 목적으로 가장 적합한 것은?

Ⓐ 트랜스듀서의 Acoustic impedance를 줄이기 위해서

Ⓑ 트랜스듀서의 진동 시간을 줄여서 검사 시간을 단축시키기 위해서

Ⓒ 심부(Deep location)에 위치한 병변을 관찰하기 위해서

Ⓓ 표재성(Superficial) 병변을 관찰하기 위해서

> **해설**
> 피부 근처나 표재성(Superficial) 병변을 관찰할 때, 피부 위에 절충재(Water Path Offset)를 올려 두고 그 위에서 스캔을 하면, 트랜스듀서의 초점 영역(Focal zone)을 영상의 깊이에서 상부로 올리는 것이 가능해지기 때문에 표재성 병변의 위치에 알맞게 초점을 맞춰서 잘 관찰할 수 있다.

194 고주파수(High frequency) 트랜스듀서의 특징으로 바르게 설명된 것은?

Ⓐ Wavelength가 길다.　　　　Ⓑ Overall gain이 높다.

Ⓒ Penetration depth가 얕다.　　Ⓓ Aliasing이 없다.

- 고주파수(High frequency depth) 트랜스듀서는 파장(Wavelength)이 짧고 투과 깊이(Penetration depth)가 얕은 특징이 있다.

- 신호 겹침 현상(Aliasing)이란 검출 가능한 최대 도플러 변이 주파수가 $\dfrac{\text{PRF}}{2}$ 보다 더 클 때 발생하며, 동작 주파수(Operating frequency)가 낮은 트랜스듀서를 사용하면 Aliasing이 발생하는 것을 감소시킬 수 있다.

신호 겹침 현상(Aliasing)	
Aliasing 제거 방법	• 속도나 주파수의 스케일(Scale)을 증가시킨다. • 낮은 주파수의 트랜스듀서를 사용한다. • 도플러 각(Angle)을 최대한 90°에 가깝게 만든다. • 연속파(Continuous wave) 도플러를 사용한다. • High PRF Mode를 사용한다. • 기준선(Baseline)을 아래로 내린다.

PART 02 | 실전 모의고사

195 Pulse Duration에 대한 설명으로 바른 것은?

Ⓐ 펄스가 발생하는 Time

Ⓑ 펄스가 이동하는 Distance

Ⓒ 펄스가 차지하는 Area

Ⓓ 펄스가 받는 Pressure

펄스 지속 시간 (Pulse Duration)	• 한 펄스가 발생하는 시간(The time that it takes for a pulse to occur) • 트랜스듀서의 고유 특성 • 단위 : seconds(s), milliseconds(ms) • PD = $n \times p$ 　여기서, n : 사이클의 수(Number of Cycles) 　　　　p : 주기(Period)

196 SATP의 단위로 맞는 것은?

Ⓐ W

Ⓑ W/cm^2

Ⓒ mm

Ⓓ dB

 SATP는 Spatial Average-Temporal Peak로, 강도(Intensity)를 나타낸다. 강도의 단위는 W/cm^{2}이다. 분모에 면적(Area)이 들어가는 것에 주의해서 기억하도록 한다.

197 트랜스듀서의 크리스털을 가열(Heating)했을 때 기대할 수 있는 효과로 알맞은 것은?

Ⓐ 트랜스듀서가 소독(Sterilization)되어 청결하다.

Ⓑ 트랜스듀서의 해상력(Resolution)이 향상된다.

Ⓒ 트랜스듀서의 불감 시간(Dead time)이 감소한다.

Ⓓ 트랜스듀서의 압전(Piezoelectric) 성질이 없어진다.

 트랜스듀서의 크리스털을 가열하면 압전(Piezoelectric) 성질을 잃게 되므로, 트랜스듀서 관리 수칙에 따라 가열을 해서는 안 된다.

198 진폭(Amplitude)이 4배 증가하면, 강도(Intensity)는 어떻게 변하는가?

Ⓐ 반으로 감소한다.

Ⓑ 4배 증가한다.

Ⓒ 8배 증가한다.

Ⓓ 16배 증가한다.

 Intensity = Amplitude^2 으로, $4^2 = 16$이므로 16배 증가하게 된다.

199 다음 설명 중 옳지 않은 것은?

Ⓐ Contrast 검사에서 사용되는 Contrast의 기본 물질은 Gas filled bubbles이다.

Ⓑ 현재 주로 사용되는 초음파 조영제는 Perfluorocarbon이다.

Ⓒ Acoustic window가 좋지 않은 환자를 검사할 때, 조영제를 사용하면 유용하다.

Ⓓ 초음파 검사 시, Gadolinium contrast를 사용하면 가장 안전하다.

 가돌리늄 조영제(Gadolinium contrast)는 MRI 검사에서 사용되는 조영제이며, 초음파 검사와는 관련이 없다. Ⓐ, Ⓑ, Ⓒ는 모두 맞는 설명이다.
Ⓐ 조영제(Contrast) 초음파 검사에서 사용되는 조영제의 기본 물질은 가스로 채워진 기포(Gas filled bubbles)이며, 주로 사용되는 초음파 조영제는 과불화탄소(Perfluorocarbon)이다.

PART 02 | 실전 모의고사

200 펄스 반복 주기(PRP)를 증가시키면 영상 깊이(Imaging depth)는 어떻게 변하는가?

Ⓐ 깊어진다.　　　　　　　　Ⓑ 얕아진다.
Ⓒ 일정하다.　　　　　　　　Ⓓ 서로 관계없다.

 • Long PRP, Low PRF는 영상 깊이(Imaging depth)가 깊다.

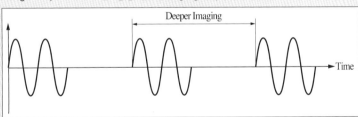

• Short PRP, High PRF는 영상 깊이(Imaging depth)가 얕다.

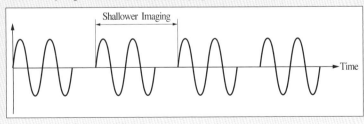

201 펄스 반복 주파수(PRF)를 높이면 영상 깊이(Imaging depth)는 어떻게 변하는가?

Ⓐ 깊어진다.

Ⓑ 얕아진다.

Ⓒ 일정하다.

Ⓓ 서로 관계없다.

> **해설** 200번 문제와 비교하여, High PRF는 영상 깊이(Imaging depth)가 얕다.

202 도플러 컬러 영상(Doppler Color Flow imaging)의 특성으로 맞는 것은?

Ⓐ 움직이지 않는 조직(Stationary tissues)은 회색조(Gray scale)로, 움직이는 조직 (Moving tissues)은 컬러로 표현한다.

Ⓑ 움직이지 않는 조직은 컬러로, 움직이는 조직은 회색조로 표현한다.

Ⓒ 빠르게 움직이는(Fast moving) 조직은 회색조로, 느리게 움직이는(Slow moving) 조직은 컬러로 표현한다.

Ⓓ 느리게 움직이는 조직은 컬러로, 빠르게 움직이는 조직은 회색조로 표현한다.

> **해설** 도플러 컬러 영상(Doppler Color Flow imaging)은 움직이지 않는 조직(Stationary tissues)은 회색조(Gray scale)로, 움직이는 조직(Moving tissues)은 컬러로 표현한다.

★★
203 컬러 영상(Color Flow imaging)을 이용하여 혈류 속도(Blood velocity)를 측정할 때, 각도 조정(Angle Correction) 방법으로 가장 바람직한 것은?

Ⓐ Vessel Wall에 Parallel

Ⓑ Vessel Wall에 30° 이하가 되도록

Ⓒ Vessel Wall에 30 ~ 60° 사이에 오도록

Ⓓ Streamline에 Parallel

컬러 영상(Color Flow imaging)을 이용하여 혈류 속도(Blood velocity)를 측정할 때에는 혈관(Vessel) 기준이 아닌, 주 혈류의 흐름(Major streamline)에 Sample volume을 두고 기하학적 구조(Flow geometry)에 따라 혈류의 흐름(Streamline)에 평행(Parallel)하게 각도 조정(Angle Correction)을 해야 한다.

204 파워 도플러 영상(Power Doppler imaging)의 특성으로 맞는 것은?

Ⓐ Tissue perfusion을 보고자 할 때는 유용하지 않다.

Ⓑ Blood direction에 대한 정보는 알 수 없다.

Ⓒ 종양 내부의 증가된 혈류는 나타낼 수 없다.

Ⓓ 현재 거의 사용하지 않는 영상 모드법이다.

파워 도플러 영상(Power Doppler imaging)은 종양 내부의 증가된 혈류까지 정확하게 관찰할 수 있어 병변이 의심될 때 많이 사용되며, 조직의 관류(Tissue perfusion)를 보고자 할 때 유용하게 사용되는 장점이 있으나, 혈류의 방향(Blood direction)에 대한 정보는 알 수 없다.

205 다음 중 도플러 변이 주파수(Doppler shift frequency)에 대한 설명으로 가장 적합한 것은?

Ⓐ Transmitted frequency와 Received frequency의 Ratio

Ⓑ Transmitted frequency와 Received frequency의 Difference

Ⓒ Transmitted frequency의 Range

Ⓓ Received frequency의 Range

 도플러 효과(Doppler effect)란 파동을 유발시키는 파원(Wave Source)과 그 파동을 관찰하고 있는 관찰자(Observer) 사이에서 발생하는데, 이동하는 파원이 관찰자에게 가까워지면 파동의 주파수가 높아지고, 이동하는 파원이 관찰자에게서 멀어지면 파동의 주파수가 낮게 관찰되는 현상을 말한다. 따라서 선택지 중에서는 전송(Transmitted) 주파수와 수신(Received) 주파수 간의 차이 (Difference) 혹은 변화(Change)로 설명하고 있는 Ⓑ가 가장 적합하다.

206 ALARA(As Low As Reasonably Achievable) 원칙에 따라, 환자 안전을 위해 노출 조건을 최소화로 조절해서 사용하는 파라미터로 가장 적합한 것은?

Ⓐ Depth Gain Control

Ⓑ Compression

Ⓒ Transmit power

Ⓓ Demodulation

 ALARA 원칙에 따라, 전송 파워(Transmit power)는 낮게, 게인(Gain)은 높게 설정해야 한다. 투과 깊이(Penetration depth)에 따라 초음파 빔(Beam)이 감쇠(Attenuation)되므로, 초음파 검사 시 Depth Gain Control의 기능을 적절히 사용하면 심부에 위치한 구조물을 관찰하는 데 도움이 될 수 있다.
Ⓑ, Ⓓ 복조(Demodulation)나 압축(Compression)은 사용자가 조절해서 사용하는 기능이 아니다.

207 초음파 스캔 중에 Aliasing이 관찰되었다. 현재 PRF는 한계치로 세팅되어 있어 조정이 불가능하다면, Aliasing을 제거하기 위한 다른 조치 사항으로 가장 적합한 것은?

Ⓐ Operating frequency를 증가시킨다.

Ⓑ Amplitude를 증가시킨다.

Ⓒ Baseline을 내린다.

Ⓓ CW 대신 PW 도플러를 사용한다.

 Aliasing을 제거하기 위한 방법에는 여러 가지가 있다.
- 동작 주파수(Operating frequency)를 낮춘다.
- 펄스파(Pulsed wave) 도플러 대신 연속파(Continuous wave) 도플러를 사용한다.
- 기준선(Baseline)을 내린다.
- 펄스 반복 주파수(PRF)를 증가시킨다.

208 펄스파(Pulsed wave) 도플러와 비교하여, 연속파(Continuous wave) 도플러의 장점으로 가장 적합한 것은?

Ⓐ 깊이(Depth)에 대한 정보를 알 수 있다.

Ⓑ Aliasing이 없다.

Ⓒ Near field가 길다.

Ⓓ Far field가 길다.

 연속파(Continuous wave) 도플러의 장점은 최대 속도(Maximum velocity)를 측정하는 데 제한이 없어 Aliasing이 발생하지 않는다는 특징이 있으며, 깊이(Depth)에 대한 정보가 없다는 단점이 있다(Range ambiguity). 이와 반대로, 펄스파(Pulsed wave) 도플러는 깊이에 대한 정보를 얻을 수 있으나(Range specificity), 측정 가능한 속도에 제한이 있어 검출 가능한 최대 도플러 변이 주파수가 $\dfrac{PRF}{2}$ 보다 더 클 때 신호 겹침 현상(Aliasing)이 발생한다.

209 다음 중에서 연부 조직(Soft tissue)보다 음속이 느리지 않은 매질은?

Ⓐ Air

Ⓑ Fat

Ⓒ Water

Ⓓ Blood

 아래 표에서 확인할 수 있듯이, 연부 조직보다 음속이 느린 것은 공기, 지방, 물 등이 있으며, 혈액은 연부 조직보다 음속이 빠르다.

매질(Medium)의 종류에 따른 전파속도(Propagation Speed)						
Air	Fat	Water	Soft tissue	Blood	Muscle	Bone
330 m/s	1,440 m/s	1,480 m/s	(평균) 1,540 m/s	1,560 m/s	1,600 m/s	4,080 m/s
← Slow				Fast →		

210 연부 조직보다 음속이 빠르지 않은 매질은?

Ⓐ Fat

Ⓑ Blood

Ⓒ Muscle

Ⓓ Bone

 연부 조직보다 음속이 빠른 물질은 혈액, 근육, 뼈 등이 있으며, 지방은 연부 조직보다 음속이 느리다.

211 음속(Propagation velocity)이 느린 것에서 빠른 순서대로 바르게 나열되지 않은 것은?

Ⓐ Fat − Soft tissue − Muscle − Bone

Ⓑ Air − Water − Blood − Muscle

Ⓒ Water − Blood − Muscle − Bone

Ⓓ Fat − Blood − Soft tissue − Muscle

> 해설 Ⓓ를 올바른 순서대로 다시 나열해 보면 Fat − Soft tissue − Blood − Muscle이다.

212 음속이 빠른 것에서 느린 순서대로 바르게 나열된 것은?

Ⓐ Muscle − Water − Blood − Air

Ⓑ Bone − Soft tissue − Water − Fat

Ⓒ Soft tissue − Blood − Water − Fat

Ⓓ Blood − Soft tissue − Fat − Muscle

> 해설 Ⓐ를 바르게 다시 나열하면, Muscle − Blood − Water − Air이며, Ⓒ는 Blood − Soft tissue − Water − Fat, Ⓓ는 Muscle − Blood − Soft tissue − Fat이다.

213 연속파(Continuous wave) 도플러 시스템의 반복 인자(Duty Factor)로 맞는 것은?

Ⓐ 0.1

Ⓑ 1

Ⓒ 10

Ⓓ 50

> 해설 연속파(Continuous wave) 도플러 시스템의 반복 인자(Duty Factor)는 1이며, 백분율로 나타내면 100%이다.

214 펄스파(Pulsed wave) 도플러 시스템의 반복 인자(Duty Factor)로 맞는 것은?

(A) 0.001 to 0.01

(B) 0.01 to 0.1

(C) 0.1 to 1

(D) 1 to 10

> **해설** 펄스파(Pulsed wave) 도플러 시스템의 반복 인자(Duty Factor)는 0.001~0.010이며, 백분율로 나타내면 0.1~1%(약 1% 미만)이다.

215 진폭(Amplitude)이 두 배(Double)가 되면, 강도(Intensity)는 어떻게 변하는가?

(A) Double

(B) Triple

(C) Quadruple

(D) Half

> **해설** Intensity = Amplitude^{2}이므로, 2^2 = 4배(= quadruple)가 된다.

216 진단(Diagnostic) 초음파 영역에 적용되는 강도(Intensity)로 가장 적합한 것은?

(A) 1 to 15 W/cm

(B) 1 to 20 W/cm^2

(C) 1 to 100 mW/cm^2

(D) 1 to 50 mW/cm^2

> **해설** 진단(Diagnostic) 초음파 영역에 적용되는 강도(Intensity)로 올바른 것은 1 to 50 mW/cm^{2}이다. 단위에 주의해서 정확히 구분해야 한다.

217~220

AIUM 100-mm test 구조물의 다이어그램을 보고 아래 질문에 답하시오.

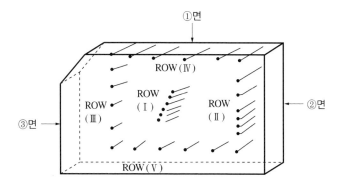

217 불감 영역(Dead zone)을 확인하려면 어느 구역을 스캔해야 하는가?

ⒶＴ트랜스듀서를 ①면에 대고 막대 그룹(Ⅰ)를 스캔한다.

Ⓑ 트랜스듀서를 ①면에 대고 막대 그룹(Ⅳ)를 스캔한다.

Ⓒ 트랜스듀서를 ①면에 대고 막대 그룹(Ⅴ)를 스캔한다.

Ⓓ 트랜스듀서를 ②면에 대고 막대 그룹(Ⅱ)를 스캔한다.

> 해설 불감 영역(Dead zone)은 트랜스듀서를 ①면에 대고 막대 그룹(Ⅳ)를 스캔한다.

218 축방향 해상력(Axial resolution)을 확인하려면 어느 구역을 스캔해야 하는가?

Ⓐ 트랜스듀서를 ①면에 대고 막대 그룹(Ⅴ)를 스캔한다.

Ⓑ 트랜스듀서를 ②면에 대고 막대 그룹(Ⅱ)를 스캔한다.

Ⓒ 트랜스듀서를 ①면에 대고 막대 그룹(Ⅰ)를 스캔한다.

Ⓓ 트랜스듀서를 ②면에 대고 막대 그룹(Ⅴ)을 스캔한다.

> 해설 축방향 해상력(Axial resolution)은 트랜스듀서를 ①면에 대고 막대 그룹(Ⅰ)를 스캔한다.

219 측방향 해상력(Lateral resolution)을 확인하려면 어느 구역을 스캔해야 하는가?

Ⓐ 트랜스듀서를 ①면에 대고 막대 그룹(Ⅰ)를 스캔한다.

Ⓑ 트랜스듀서를 ②면에 대고 막대 그룹(Ⅱ)를 스캔한다.

Ⓒ 트랜스듀서를 ①면에 대고 막대 그룹(Ⅴ)를 스캔한다.

Ⓓ 트랜스듀서를 ②면에 대고 막대 그룹(Ⅲ)를 스캔한다.

해설 측방향 해상력(Lateral resolution)은 트랜스듀서를 ②면에 대고 막대 그룹(Ⅱ)을 스캔한다.

220 범위 정확성(Range accuracy)을 확인하려면 어느 구역을 스캔해야 하는가?

Ⓐ 트랜스듀서를 ①면에 대고 막대 그룹(Ⅳ)를 스캔한다.

Ⓑ 트랜스듀서를 ①면에 대고 막대 그룹(Ⅰ)를 스캔한다.

Ⓒ 트랜스듀서를 ①면에 대고 막대 그룹(Ⅴ)를 스캔한다.

Ⓓ 트랜스듀서를 ②면에 대고 막대 그룹(Ⅴ)를 스캔한다.

해설 범위 정확성(Range accuracy)은 깊이 정확성(Depth accuracy)을 의미하는 것으로, 트랜스듀서를 ①면에 대고 막대 그룹(Ⅴ)를 스캔한다.

MEMO

SPI 초음파 물리 한권으로 끝내기 ◦─────────────────────────────────

PART
03

실전 SIC
(Semi-Interactive Console)
문제 살펴보기

SPI 초음파 물리 한권으로 끝내기

03

실전 SIC(Semi-Interactive Console) 문제 살펴보기

실제 초음파 기계를 다루는 것처럼 가상의 콘솔(Console)이 화면에 제시되어, 조절이 가능한 여러 파라미터들 중에서 가장 적절한 것을 선택하여 화면에서 보이는 문제점을 해결할 수 있는지 테스트하는 새로운 형태의 시험 문제이다.

SIC의 문제의 비중은 그렇게 높지 않고, 대체적으로 총 문제 개수의 7% 이내(10문제 안팎)이기 때문에 크게 걱정할 필요는 없다. 그러나 임상에서 실제로 초음파 기기를 직접 조절해 본 경험이 없는 수험생이라면 처음 보는 화면에 당황할 수 있기 때문에, 간단하고 쉬운 문제에도 긴장하여 오답을 선택할 수 있으니 반드시 신경을 써야 하는 부분이다.

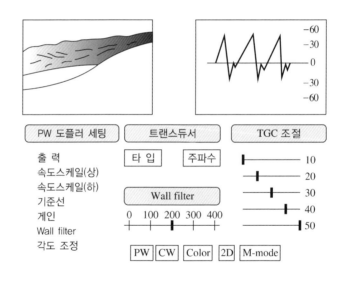

예를 들어서 문제 해결 과정을 설명해보면 다음과 같다.

1. 화면의 밝기가 전체적으로 너무 밝아 관찰하고자 하는 구조물의 디테일이 정확하게 표현되지 않는 영상이 제시될 때, 영상의 Quality를 적절하게 조정하려면 어떤 파라미터를 조절해야 하는지를 알아야 한다. 영상의 전체 밝기를 조절할 수 있는 파라미터는 "Gain"이며, 주어진 화면에서 해당 파라미터를 선택하여 클릭하고 파라미터를 적절하게 낮추어 조절한다. 이와 반대로 화면의 밝기가 전체적으로 너무 어두워서 관찰하고자 하는 구조물의 형태가 정확하게 구분되지 않는 영상이 제시될 때에는, 주어진 화면에서

"Gain"을 선택하고 적절하게 높여서 조절하면 영상의 Quality를 향상시킬 수 있다.

2. 한 영상에서 근거리 영역(Near field)은 밝고, 원거리 영역(Far field)은 상대적으로 너무 어두워서 전체 구조물의 관찰이 어렵다면, 이 경우에는 Gain을 조절하는 것이 아니라, 깊이에 따른 밝기 조정이 가능한 파라미터인 "TGC"를 선택하면 된다. 이 경우에는 "TGC" 파라미터에서 근거리 영역 버튼을 선택하여 근거리 영역이 너무 밝다면 낮추어 조절하거나 원거리 영역 버튼을 적절하게 높여서, 깊이에 따라 밝기를 적절하게 조정하여 문제를 해결할 수 있다.

3. 영상에서 신호 겹침 현상(Aliasing)이 있는 Doppler spectrum이 제시되는 경우에, 이 문제점을 해결하기 위해서는 앞에서 학습한 내용에서 보았듯이 여러 가지 해결 방법이 있다. 우선 간단한 해결 방법으로 기준선(Baseline) 파라미터를 선택하여 낮추어 조절하거나, 펄스파(PW)가 선택되어 있는 경우에 연속파(CW)로 변경하는 방법도 있다. 이 외에 트랜스듀서의 동작 주파수, PRF, 도플러 각(Angle) 등을 조절할 수도 있으니, 화면에서 선택이 가능한 파라미터를 확인한다.

4. 컬러 도플러 박스(Color Doppler Box)의 크기가 너무 커서 Frame rate이 적절하지 않은 영상이 제시되는 경우에는, Frame rate를 올리기 위한 방법으로 Box size를 작게 줄임으로써 문제를 해결할 수 있다.

5. 보고자하는 구조물의 깊이(Depth)에 맞게 포커스(Focus) 되지 않은 영상이라면, 포커스(Focus)의 위치를 구조물의 깊이에 맞게 위/아래로 조절하여 영상의 Quality를 좀 더 향상시킬 수 있다.

6. 혈관(Vessel) 내에 신호가 채워진(fill-in) 인공물이 관찰되는 영상이라면, Wall Filter 파라미터를 선택하여 필터링 설정을 올려서 저주파수의 약한 신호(Low frequency signal)를 제거함으로써, 영상에서 관찰되는 인공물(artifact)을 해결할 수 있다.

7. 경동맥 영상(Carotid Image)에서 혈관 내막(Intima)의 두께를 측정하는 것이 임상적으로 중요한 경우가 있는데, 영상에서 내막이 정확히 구분되지 않는 경우에는 동적 범위(Dynamic range)를 좁게 조절하여, 구조물 간의 대조도(Contrast)를 좀 더 향상시킬 수 있다.

8. 심장 초음파 영상에서 시간 해상도(Temporal resolution)가 저하되어 있어 심장의 움직임에 따른 변화를 정확하게 관찰하기 어렵다면, Frame rate를 올려서 시간 해상도(Temporal resolution)를 향상시키면 된다.

9. 심장 4방 영상(Cardiac 4 Chamber View)에서, 부채꼴 폭(Sector Width)이 좁아 심장의 4 Chambers 전체가 디스플레이 되지 않는 영상이라면, 4 Chambers 전체가 한 화면에 디스플레이 되도록, 부채꼴 폭(Sector Width)을 넓게 하여 문제를 해결할 수 있다.

10. 일반적으로 각 장기를 검사할 때, 장기의 크기나 위치, 깊이 등의 특성에 따라 적합한 트랜스듀서의 타입과 동작 주파수(Operating frequency)를 선택해야 하는데, 경우에 따라서 트랜스듀서의 타입이나 동작 주파수가 맞지 않다면, 검사하고자 하는 구조물의 특성에 맞는 적합한 타입의 트랜스듀서와 동작 주파수를 선택하면 된다.

11. 동일한 구조물을 스캔한 A와 B, 2개의 영상을 제시하면서, 영상의 디테일이 서로 달라 A 영상은 화면에서 Quality가 저하되어 있고, B 영상은 화면에서 Quality가 적절하게 조절되어 있는 영상으로 비교되는 경우에는, A에서 B 영상으로 어떤 파라미터가 조절되었는지 판단할 수 있어야 한다. B로 변화된 영상을 보면서, 변화된 영상의 특성에 맞는 Depth, TGC, Gain, Dynamic range 등의 파라미터 역할과 기능을 이해하고 있어야 문제를 해결할 수 있다.

좋은 책을 만드는 길
독자님과 함께하겠습니다.

도서나 동영상에 궁금한 점, 아쉬운 점, 만족스러운 점이
있으시다면 어떤 의견이라도 말씀해 주세요.
시대고시기획은 독자님의 의견을 모아 더 좋은 책으로 보답하겠습니다.

www.sidaegosi.com

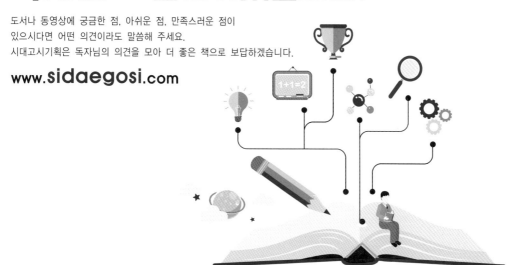

한권으로 끝내기

초 판 발 행	2019년 10월 10일 (인쇄 2019년 07월 03일)
발 행 인	박영일
책 임 편 집	이해욱
편 저 자	염진영
편 집 진 행	윤진영
표 지 디 자 인	조혜령
편 집 디 자 인	조혜령 · 심혜림
발 행 처	(주)시대고시기획
출 판 등 록	제 10-1521호
주 소	서울시 마포구 큰우물로 75 [도화동 538 성지 B/D] 9F
전 화	1600-3600
팩 스	02-701-8823
홈 페 이 지	www.sidaegosi.com
I S B N	979-11-254-5954-4 (13510)
정 가	28,000원

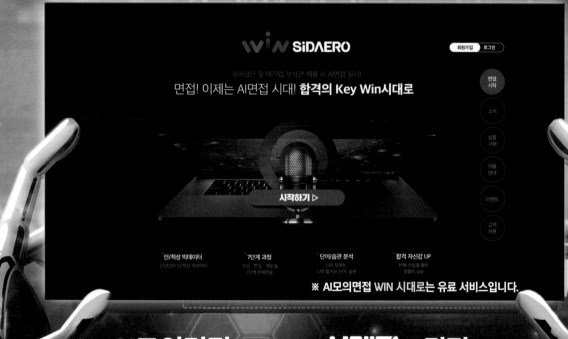

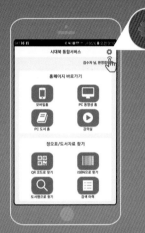
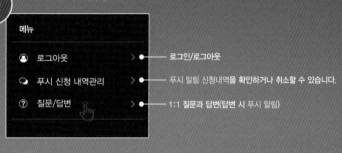
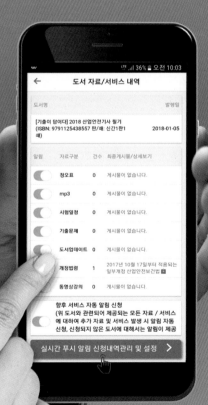
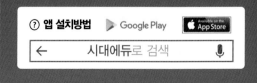